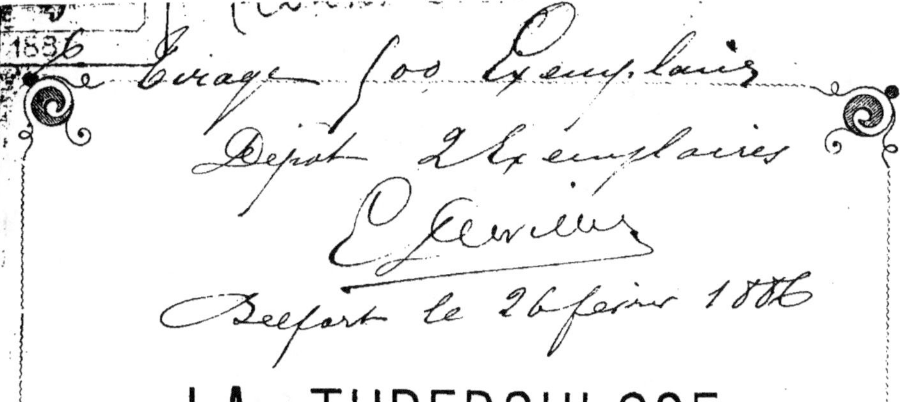

LA TUBERCULOSE

PATHOGÉNIE & TRAITEMENT

PAR

LE DOCTEUR EM. FLEUROT

DU VAL-D'AJOL

Prix : 3 fr.

PARIS

OCTAVE DOIN, LIBRAIRE-ÉDITEUR

Place de l'Odéon

TUBERCULOSE

PATHOGÉNIE & TRAITEMENT

USINE A VAPEUR. — BELFORT ET MULHOUSE. — IMPR. DEVILLERS.

On rencontre dans l'étude de la tuberculose, au milieu de lieux communs et de banalités sans nombre, quelques faits précis, constants, spécifiques pour ainsi dire qu'on ne retrouve dans aucune autre maladie. Appuyé sur ces points solides, on peut arriver à une conception nette de la tuberculose et la dégager des nuages où l'avait laissée Laënnec. Ces points sont au nombre de deux : ce sont :

1° Le contraste frappant chez les tuberculeux entre la profonde déchéance qui frappe les tissus nobles, musculaires et nerveux et en général tous les tissus à capillaires, nourris directement par le sang, et la luxuriante végétation des tissus simplement végétatifs, qui, privés de vaisseaux, se nourrissent par imbibition, tels les épithéliums.

2° L'absence constante de vaisseaux dans le tubercule au moins à son centre.

Le premier point n'est pas nouveau : les anciens en effet connaissaient déjà et signalaient la beauté et la fraicheur du teint, l'éclat et la blancheur des dents, la croissance quelquefois remarquable des cheveux, des sourcils et des cils, la déformation en massue des doigts, tous signes d'une active végétation des épithéliums ou de leurs dépendances, en opposition avec la gracilité de la taille, l'étroitesse de la poitrine, le peu de développement du système musculaire, l'impressionabilité, le caractère mobile et irritable, signes d'une profonde déchéance des tissus à capillaires. Cette fâcheuse disposition qui jusqu'ici était considérée comme l'apanage exclusif des prédestinés, n'existe pas moins presque au même degré chez les tuberculeux par accident et je puis dire que depuis que mon attention a été attirée sur ce détail, je n'ai jamais manqué de constater chez des gens que j'avais connus glabres mais bien portants, le système pileux très développé lorsque le hasard me les ramenait phthisiques.

Le second point est généralement admis, mais il est resté jusqu'ici à l'état de curiosité scientifique parce qu'on a négligé d'en tirer cette conclusion aussi banale que naïve que si le tubercule ne possède pas de vaisseaux à son centre, c'est uniquement par la raison que le tissu qui lui sert de matrice en est lui-même dépourvu.

En nous appuyant sur ces deux bases inébranlables parce qu'elles sont la vérité, d'autre part sur une étude complète de la nutrition, nous arriverons peut être à résoudre ces deux questions :

Qu'est-ce que la diathèse tuberculeuse ?

Qu'est-ce que le tubercule ?

LA
DIATHÈSE TUBERCULEUSE
ET
LE TUBERCULE

Tous les auteurs s'accordent sur ce point que la seule et vraie cause de la tuberculose est cet état particulier de l'organisme qui a reçu le nom de diathèse tuberculeuse.

« La diathèse tuberculeuse par les caractères de son produit, « s'affirme une débilité constitutionnelle : en vertu de cette dis- « position, l'organisme est affecté par des provocations qui res- « teraient inefficaces en elles-mêmes : par elle il répond à la « provocation selon ses forces, par une formation lente et de « mauvaise nature et non par la forme rapide et transitoire de « l'inflammation proprement dite : par elle enfin il arrive à pro- « duire sans influence provocatrice saisissable les éléments « dégradés qui sont comme le corps de délit, la preuve visible « de la diathèse invisible. Préciser en quoi consiste cette dia- « thèse est chose impossible, mais si, laissant toute hypothèse, « on se borne à interroger la clinique, on est amené à conclure « que cette diathèse à produits imparfaits, est essentiellement « constituée par l'imperfection ou plus exactement par l'insuffi- « sance de la nutrition, ce mot étant pris dans son sens physio- « logique le plus étendu. » JACCOUD. — *Pathologie interne. Art. Phthisie.*

Peter dans sa clinique exprime la même idée lorsqu'il dit : « on ne devient pas malade parce qu'on est tuberculeux, on « devient tuberculeux parce qu'on est déjà malade. Le tubercule « est l'expression matérielle d'une déchéance de l'être, et cette « déchéance survient par le fait de troubles de la nutrition, c'est-« à-dire que toutes les fois que la nutrition sera viciée, la « tuberculisation est possible. »

Donc, si l'on veut connaître la diathèse tuberculeuse, c'est à l'étude de la nutrition qu'il faut s'adresser, rechercher quel est son mode normal de fonctionnement, quels genres de déviation elle peut présenter, examiner enfin si parmi ses divers modes de déviation, il n'en n'est pas un qui puisse expliquer la formation du tubercule.

Etudions donc la nutrition dans tout ses détails.

La nutrition.

Considérée dans ses rapports avec l'extérieur, la nutrition comprend la respiration, la digestion et avec cette dernière toutes les opérations qui concourrent à la transformation des aliments; dans ses rapports avec l'intérieur, c'est-à-dire avec les éléments anatomiques en particulier, elle n'est autre chose que la manifestation de la propriété vitale par excellence, la nutrilité.

Commençons par la digestion.

Nos aliments, outre les boissons et les sels minéraux, se composent d'hydrates de carbonne, de graisses et de matières albuminoïdes.

Les hydrates de carbonne ne sont utilisables qu'à l'état de glucose et le but de la digestion de ce genre d'aliments est de les transformer en ce dernier composé. Le sucre de canne, au contact du suc intestinal, se convertit en un mélange de glucose et de lévulose, (sucre interverti) directement absorbable. Les fécules naturellement insolubles, absorbent un équivalent d'eau et deviennent du glucose. Cette transformation commencée dans la bouche au contact de la ptyaline de la salive s'achève dans le duodenum avec l'aide du suc pancréatique le principal agent de la digestion des féculents.

Les graisses neutres ne subissent aucune transformation dans la bouche ni dans l'estomac, elles arrivent intactes dans le duodénum où le suc pancréatique et la bile se prêtent un mutuel appui pour les transformer. Par l'action du suc pancréatique les graisses neutres se dédoublent en acides gras et glycérine ; les acides gras déplacent la soude des acides biliaires et donnent des oléates, stéraates, margarates de soude, savons solubles et absorbables : de la glycérine une minime partie s'unit à l'acide phosphorique des phosphates alcalins de l'alimentation, mis en liberté par l'acide chorhydrique du suc gastrique, et forme des phosphoglycérates solubles (Bouchard). La seconde partie de la glycérine pénètre avec les acides biliaires dépouillés de leur base dans l'épitélium intestinal : là sous l'influence de l'activité de la cellule, la graisse neutre se reconstitue par la combinaison de cette glycérine avec les acides gras fournis par les acides biliaires (nous verrons en effet en parlant du foie que les acides gras entrent dans le molécule des acides biliaires) et elle passe comme telle dans les chylifères. On voit que la graisse qui se trouve dans le chyle ne vient de l'alimentation que d'une manière tout-à-fait indirecte : elle n'est pas la graisse émulsionnée des aliments ayant pénétré on ne sait comment au travers de l'épithélium, elle ne vient pas du dehors mais bien du dedans, elle est produite par l'activité propre des cellules épithéliales de l'intestin et il faut pour cela la présence des acides biliaires, on comprend alors pourquoi la bile est indispensable à la digestion et pourquoi l'établissement d'une fistule biliaire permanente amène infailliblement la mort par suppression des graisses neutres de l'économie.

Il en est de même pour le dire en passant de tous les principes immédiats de l'organisme : aucun ne vient des aliments du moins directement ; ils sont tous fabriqués par des cellules et les aliments ne nous en apportent que les matériaux de formation. Ce n'est pas cependant une synthèse absolue comme dans les végétaux qui fabriquent de toutes pièces leurs principes immédiats en portant des éléments purement minéraux que leur apportent l'eau, l'air et le sol ; nous décomposons les aliments que nous apportent les végétaux et les animaux et c'est avec les produits déjà complexes et organiques de cette décomposition que nous fabriquons à notre manière nos principes immédiats, de la sorte, la graisse qui est en nous est bien notre graisse, l'albumine de notre sang est bien notre albumine et non la graisse ou l'albumine du mouton ou du bœuf qui nous a nourris. C'est une synthèse de seconde main et l'on conçoit, chaque espèce animale ayant sa manière d'opérer, que les principes immédiats, quoique se ressemblant beaucoup, ne soient pas complètement identiques quand on les compare dans deux espèces différentes.

Ainsi, les lécithines mises à part, les corps gras existent dans l'organisme sous deux états différents, à l'état de graisses neutre et à l'état de savons alcalins : N'y aurait-il pas une troisième forme dont personne n'a jamais parlé mais dont l'existence est tellement probable que cette probabilité équivaut presque à une certitude ?

Ce ne doit pas être sans raison que la nature a dévolu au suc pancréatique la double fonction de dédoubler les graisses et de saccharifier simultanément les fécules : les produits de cette double transformation, les acides gras d'une part, le glucose de l'autre ne peuvent pas ne pas se combiner, se trouvant ainsi en présence à l'état naissant dans les conditions les plus favorables à une action chimique. Et de fait, cette combinaison existe, elle est familière aux chimistes : Berthelot a étudié et fait connaître sous le nom de saccharides des combinaisons d'acides organiques avec les différents sucres ; les saccharides seraient des espèces d'éthers résultant de la combinaison d'une molécule de glucose avec une ou plusieurs molécules d'acide organique : dans le cas où l'acide organique est un acide gras, le saccharide formé est une sorte de graisse dans laquelle le glucose remplace la glycérine.

J'estime donc que la graisse existe aussi dans l'organisme sous la forme de saccharides qui prennent naissance soit dans l'intestin soit dans le sang lui-même soit dans les cellules. Sans doute ce n'est là qu'une hypothèse à laquelle manque encore la consécration de l'expérience : le saccharide, il est vrai, a passé jusqu'ici inaperçu, soit qu'il ait été décomposé par les manœuvres de l'analyse, soit qu'il ait été compté comme graisse neutre, mais celui qui le cherchera avec l'intention arrêtée d'avance de le découvrir, le trouvera sûrement car il est en physiologie peu d'hypothèses pour se présenter avec un semblable caractère de vraisemblabilité.

Les matières albuminoïdes se digèrent dans l'estomac, et dans l'intestin : dans l'estomac elles s'hydratent sous l'action du suc gastrique et subissent une transformation isomérique qui les convertit en un nouveau composé la peptone que les lymphatiques de l'estomac à l'exclusion des capillaires sanguins qui sont là plutôt disposés pour la sécrétion, absorbent au fur et à mesure de sa production. Que devient la peptone ? Remarquons que le sang de retour de l'estomac tombe bien dans la veine porte mais qu'il ne contient pas de peptones : Celles-ci absorbées par le réseau lympathique de la muqueuse stomacale sont portées par le canal thoracique dans le sang général : elles vont d'abord au poumon où elles remplissent un rôle encore inconnu, de là elles tombent dans l'aorte qui les porte par le tronc cœliaque à l'estomac où elles entretiennent la sécrétion ultérieure du suc gastrique, à la rate où elles contribuent à l'élaboration de produits qui retombent dans la veine porte et son en rapport avec la nutrition, au foie et au pancréas où elles concourent à la sécrétion de la bile et du suc pancréatique ; en résumé les peptones pepsiques ne paraissent pas servir à la réfection du plasma sanguin, elles sont plutôt les agents de la peptogénie de Schiff.

L'estomac a deux fonctions : par ses nombreuses glandes, il secrète le suc gastrique nécessaire à la formation des peptones ; par ses fibres musculaires très développées, il opère le brassage des aliments et les transforme en chyme, les disposant ainsi favorablement pour subir l'action du suc pancréatique et de la bile qui opèrent seuls la véritable digestion.

La majeure partie des substances albuminoïdes échappe à la peptonisation gastrique et quitte bientôt l'estomac par ondées à l'état de pâte plus ou moins molle (chyme) qui deviendra tout-à-fait fluide (chyle) au contact du suc pancréatique : ici, c'est plus qu'une peptonisation, c'est une véritable décomposition : la substance albuminoïde est réduite en ses éléments dont les principaux la leucine et la tyrosine se retrouvent dans l'intestin ; amides cristallisables, par conséquent dialysables, elles passent facilement dans le sang où nous allons les retrouver.

La nutrilité.

« On donne le nom de nutrilité à la propriété qu'à toute sub-
« stance organisée, placée dans un milieu convenable, de pré-
« senter continuement et sans se détruire, un double acte de
« composition assimilatrice et de décomposition désassimilatrice
« simultanée. Le mot nutrition doit désigner l'accomplissement,
« l'existence de ces deux actes simultanés, la manifestation de
« cette propriété que possède la substance organisée de se
« renouveler molécule à molécule d'une façon continue. » Ch. ROBIN. — *Anatomie et physiologie cellulaires.*

Le phénomène se résout en dernière analyse en des actes d'osmose ; entrée dans le sang des produits de l'activité des cellules (désassimilation), sortie du sang des matériaux destinés à la nutrition des cellules (assimilation). Mais comme l'osmose en général ne s'exerce pas sur les substances colloïdes dont l'albumine est un type, il s'en suit que les cristalloïdes seuls prennent part au phénomène. Ce n'est donc pas le plasma tout entier du sang qui sert à la nutrition, mais seulement ses principes cristallisés. Le plasma n'a qu'un rôle, il sert de milieu aux hématées : accessoirement il est le véhicule des principes cristallisés et dialysables fournis par les aliments et destinés à la nutrition des éléments anatomiques extra-vasculaires, ainsi qu'aux produits également cristallisables de la désassimilation de ces derniers. Il ne peut pas traverser en nature la paroi des capillaires, sa composition essentiellement colloïde s'y oppose, il faudrait pour cela des pressions inconnues à l'état physiologique qui exposeraient les vaisseaux à se rompre : il ne peut céder aux cellules que des principes dialysables de même qu'il ne peut recevoir de ces dernières que des produits du même genre.

« Ainsi, pénétration endosmotique, formation et combinaison « de certains principes immédiats dont quelques-uns sortent par « exosmose, tels sont les phénomènes élémentaires dans l'accom- « plissement continu a pour conséquence la rénovation inces- « sante des éléments anatomiques caractérise la nutrition.

« Il y a dans chaque espèce d'éléments anatomiques :

« 1° Des principes qui entrent.

« 2° Des principes qui restent.

« 3° Des principes qui sortent. » (Ch. Robin. — *loc. cit.*).

Les principes qui entrent sont : 1° des amides, leucine tyrosine, glycolamide, etc. 2° Des acides de la série grasse, soit seuls, soit combinés au glucose. 3° Des acides de la série aromatique. 4° Des sels, chlorures et phosphates alcalins. Ces différents principes qui sont précisément les éléments constitutifs des substances albuminoïdes viennent des aliments, mais ils peuvent venir aussi des tissus eux-mêmes, dans le cas d'autophagie par exemple : une fois dans la cellule et par son influence, ils reconstituent une substance albuminoïde qui diffère nécessairement pour chaque cellule ; ici c'est la mucine, là c'est la myosine, ailleurs c'est la chondrine, plus loin c'est une autre variété d'albumine. Combinés, ils représentent un composé colloïde qui ne peut plus sortir et par là se trouve assurée la fixité de composition de la cellule : ce sont là les principes qui restent, c'est l'assimilation.

Ce composé colloïde qui ne peut plus sortir et constitue le protoplasma de la cellule est soumis lui-même au mouvement de composition et de décomposition : au fur et à mesure qu'il se constitue, il se décompose parallèlement en éléments qui sont eux cristallisables pour leur permettre de sortir. Ces derniers sont des corps tels que la sarcine, la xanthine, la créatine, l'acide urique, des acides organiques, lactique, inosique, hippurique, des acides inorganiques, sulfurique, chlorhydrique, phosphorique, carbonique, ils diffèrent des principes qui entrent par une proportion plus grande d'oxygène : repris par le sang, ils sont portés à d'autres cellules pour lesquelles ils servent de principes qui entrent, en sortent de nouveau mais à un état plus avancé encore d'oxydation et ainsi de suite jusqu'à ce qu'il ne reste plus que de l'eau, de l'acide carbonique et de l'urée, les termes ultimes de l'oxydation, qui sont éliminés au dehors. Ce n'est que de cette façon qu'on peut s'expliquer la persistance de l'urée dans l'urine des animaux soumis à l'abstinence absolue.

Le plasma sanguin, malgré le rôle effacé que lui laisse cette théorie, n'en fait pas moins des pertes car ses propres albuminoïdes, quoique ne servant pas directement à la nutrition n'en sont pas moins soumis au mouvement de décomposition continu, il doit donc aussi se réparer. Mais comment? Serait-ce que le plasma comme les cellules jouirait de la propriété de fabriquer avec les mêmes principes qu'il contient dans son sein les différents albuminoïdes qui le constituent ? C'est peu probable, car ce rôle est l'apanage des seuls éléments figurés. Il faut donc, de toute nécessité, que des cellules travaillent pour lui et lui apportent tout formés des principes qu'il ne peut fabriquer lui-même : il faut de plus qu'il les reçoive sans que ceux-ci, qui sont colloïdes, aient à compter avec les lois de l'osmose. C'est ici qu'intervient la lymphe : incessamment versée dans le sang au point d'abouchement de la sous-clavière avec la jugulaire, c'est-à-dire au point où le sang vient de terminer son parcours, elle apporte les matériaux de réparation nécessaires à une nouvelle campagne. Et cette lymphe, loin d'être du plasma sanguin épanché hors des capillaires et dédaigné par les tissus, est au contraire un produit vierge qui n'a jamais servi à aucun usage : il est fabriqué tout spécialement par des cellules qui ne sont autres que les cellules conjonctives et par là j'entends non seulement les cellules du tissu conjonctif ordinaire mais encore les cellules du tissu adénoïde soit clos soit diffus ; et ces éléments pouvant être considérés comme les origines mêmes du système lymphathique, les produits qu'ils élaborent seront nécessairement versés dans le sang sans aucun intermédiaire par le canal thoracique et la grande veine lympathique.

Cette manière d'envisager la nutrition peut seule rendre compte de certains faits complètement inexplicables sans elle.

1° La possibilité de la continuation de la vie pendant un temps relativement considérable dans l'abstinence absolue. Dans ce cas les cellules vivent aux dépens de leurs propres matériaux de désassimilation, lesquels principes, qui sortent dans l'une, servent pour une autre de principes qui entrent, entretenant ainsi un minimum de vie ; mais l'azote s'éliminant sans cesse à l'état d'urée sans être remplacé : il arrive un moment où les cellules conjonctives cessent de fonctionner faute de matériaux : le plasma sanguin ne reçoit plus rien, il passe à l'état de fluide inerte, les hématies ne peuvent plus entrer en conflit avec l'oxygène, alors arrive le refroidissement graduel puis la mort.

2º La formation du tissu adipeux. La graisse n'est pas simplement un dépôt dans les cellules conjonctives des corps gras de l'alimentation, elle se forme de toutes pièces dans les cellules, soit par débilité des forces qui président à tout acte vital, soit par manque de certains matériaux, soit pour toute autre cause encore inconnue, les cellules conjonctives dont la destinée est de faire de la lymphe, n'accomplissent plus qu'un travail imparfait qui s'arrête à la formation de la graisse : dans la cellule conjonctive qui va devenir adipeuse, le saccharide qui se trouve là comme partout dans les solides aussi bien que dans les liquides se dédouble en ses deux éléments acides gras et glucose : voilà déjà un des éléments de la graisse, l'acide gras, mais le second, la glycérine d'où vient-il ? Il vient de la cholestérine : cette dernière en effet peut être considérée comme la glycérine déshydratée et condensée, glycérine qui est elle-même fournie par le dédoublement incessant des graisses neutres du sang dont les acides gras forment continuellement de nouveaux saccharides, tandis que la glycérine passe à l'état de cholestérine : sous l'influence de l'activité de la cellule conjonctive, la cholestérine s'hydrate redevient glycérine et s'unit aux acides gras. Et voilà la graisse formée ! Ce n'est pas tout : en se dédoublant le saccharide met en liberté du glucose : Ce glucose repasse dans le sang et si celui-ci ne contient pas assez d'acides gras libres pour le dissimuler en le faisant repasser à l'état de saccharide, il s'accumule, produit bientôt la glycémie puis la glucosurie. Et c'est ainsi que d'un acte purement fonctionnel et physiologique peut naître un état pathologique grave : C'est ainsi que l'obésité devient une des causes les plus puissantes du diabète sucré.

Les fonctions du foie.

Malgré des recherches nombreuses, des découvertes importantes, les fonctions du foie sont encore entourées d'un voile impénétrable. Prenons pour nous guider dans les dédales de ce labyrinthe le fil conducteur du saccharide, nous risquerons moins de nous égarer.

Claude Bernard a fait une expérience capitale : injectant du glucose dans les veines d'un animal, il a constamment vu le sucre apparaître dans l'urine toutes les fois que l'injection était faite dans les veines générales; mais quand l'injection était poussée dans la veine porte ou une de ses branches, le sucre était retenu dans le foie et ne paraissait plus dans l'urine, à la condition toutefois que la quantité de glucose injectée fut modérée. Donc, si le foie retient le sucre au passage, c'est qu'il en a besoin pour son fonctionnement normal. Cet organe retiendra donc tout le sucre physiologique ou accidentel que lui fournira la veine porte, il en fera même apparaître s'il n'y en a pas. Expliquons-nous : Deux cas peuvent se présenter.

1° Ou bien la nourriture de l'animal est mixte et contient des féculents : Comme dans ce cas, aussi bien que dans celui d'injection directe dans le sang, la quantité d'acides gras libres ne peut pas être assez considérable pour dissimuler tout le sucre présent, la veine porte en amènera nécessairement au foie qui le retiendra.

2° Ou bien le régime est univoque et ne comporte que de la viande : dans ce cas la veine porte ne recevant pas de sucre des aliments, n'apportera au foie que le sucre qu'elle contient normalement au même titre que les autres veines (ne m'occupant ici que des fonctions du foie, je laisse complètement de côté la question de l'origine du sucre dans l'organisme en dehors de toute alimentation féculente). Comme nous l'avons vu en parlant de la respiration, le sucre artériel se transforme en traversant les capillaires et reparait dans les veines à l'état de saccharide, c'est donc sous cette forme qu'il sera présenté au foie par la veine porte : d'un autre côté n'oublions pas que le sang qui vient au foie est du sang veineux qui vient déjà de traverser les capillaires du tube digestif et de la rate : saturé d'acide carbonique, ayant cédé tout son oxygène, de quel échange est-il encore capable ? Il peut encore fournir du sucre, et c'est en effet ce qui arrive : le saccharide formé dans les capillaires de l'intestin et de la rate se dédouble dans ceux du foie, c'est la seule réaction qui soit possible.

Des deux produits du dédoublement, l'acide gras déplace l'acide carbonique des carbonates du plasma et devient savon alcalin dialysable, le glucose pénètre tel quel dans la cellule hépathique où il reconstitue de nouveaux saccharides à l'aide des acides gras fournis soit par la désassimilation normale de la cellule, soit par les savons du plasma. Parmi ces saccharides parait bien se trouver l'acide cholalique qui n'est peut être pas un vrai saccharide mais qui néanmoins contient dans sa molécule un acide gras et du glucose.

Acide cholalique = acide oléique + glucose — eau
$$C^{24}H^{40}O^{5} = C^{18}H^{34}O^{2} + C^{6}H^{12}O^{6} - 3H^{2}O$$

Cet acide cholalique s'unit au glycocolle pour former l'acide glycocholique, à la taurine pour former l'acide taurocholique.

Donc : 1° Le sucre de la veine porte, dans une certaine limite qui n'est autre que la quantité présente d'acides gras libres, et toujours absorbé par la cellule hépatique et transformé par elle en saccharide.

2° Que l'alimentation soit féculente ou non, le foie trouve toujours du sucre dans la veine porte.

Mais s'il entre du sucre dans le foie, il en sort aussi une quantité à peu près constante par les veines sus-hépatiques. D'où vient ce dernier ? Sans doute on peut admettre que tout le sucre provenant du dédoublement des saccharides dans les capillaires hépathiques de la veine porte n'est pas utilisé par les cellules du foie et que c'est l'excès qui reparait dans les veines sus-hépathiques. Mais quand Claude Bernard faisait son injection dans la veine porte, il introduisait cent fois plus de sucre que ne peut en contenir le sang porte d'un animal privé de féculents, il n'en paraissait cependant pas dans l'urine, preuve que le foie retenait la totalité. Il faut donc chercher une autre cause à la présence du sucre dans les veines sus-hépathiques. La présence du sucre dans le sang de retour du foie est tellement constante et invariable que la source qui le fournit doit présenter les mêmes caractères de constance et ne peut être soumise à aucune espèce d'aléas : elle doit être le résultat de l'exercice d'une fonction normale du foie, fonction qui doit présenter le caractère de fixité propre à tous les actes physiologiques ; cette fonction c'est la formation de la graisse dans le foie.

Nous venons de voir que la cellule hépatique retenait le sucre apporté par la veine porte et qu'avec ce sucre et les acides gras provenant de sa désassimilation normale elle formait l'acide cholalique un des facteurs des acides biliaires. Comme la quantité d'acide gras venant de cette source est nécessairement limitée, la quantité de glucose employé à faire de la bile est relativement restreinte, il en reste donc en excès dans la cellule; c'est alors que celle-ci utilise les savons alcalins du plasma sanguin : elle se les assimile, les dépouille de leur base pour en gratifier les acides biliaires qu'elle vient de produire et forme des saccharides avec les acides gras devenus libres de ces savons, mais alors, au lieu de bile elle fait de la graisse : les saccharides se dédoublent, leurs acides gras s'unissent à la cholestérine qui existe toujours dans toutes les cellules pour former de la graisse neutre et le glucose mis en liberté est repris par les veines sus-hépathiques qui le versent dans la circulation générale. C'est pourquoi l'on trouve toujours même à l'état physiologique un certain nombre de cellules hépatiques passées à l'état adipeux : c'est pourquoi le foie est un des organes qui deviennent le plus facilement graisseux, c'est pourquoi enfin l'alimentation féculente favorise l'engraissement parce qu'elle apporte au foie un excès de sucre que celui-ci ne peut utiliser qu'en faisant de la graisse.

C'est là l'origine du sucre charrié par les veines sus-hépatiques. On voit que ce sucre vient bien du foie mais que ce n'est pas le foie qui le fabrique. On voit de plus que la fonction qu'on appelle glycogénie est un phénomène beaucoup plus général que ne le font prévoir les théories actuelles : loin d'être limitée au foie, la glycogénie est en rapport direct avec la formation de la graisse dans l'organisme : chaque fois qu'une cellule quelconque devient graisseuse, du sucre est nécessairement formé ou plutôt mis en liberté.

Donc moins le foie fera de bile plus il fera de graisse, plus aussi il abandonnera de sucre au sang ; le meilleur moyen de restreindre la formation du sucre, sera donc d'activer la formation de la bile, précieuse indication pour le traitement du diabète sucré.

Le foie ne possède donc que deux fonctions : essentiellement il fait de la bile, accessoirement il fait de la graisse. Ce qu'on appelle la glycogénie hépatique n'est que la conséquence on peut dire inévitable de cette dernière fonction. Et cependant on tire du sucre du foie, on en tire aussi du glycogène : comment concilier tous ces faits contradictoires ?

Contrairement à l'opinion généralement admise, la cellule hépatique ne contient ni sucre ni glycogène, elle renferme un saccharide voilà tout et ça suffit largement pour tout expliquer. En effet, le saccharide est un éther formé par l'union d'une molécule de glucose avec une ou plusieurs molécules d'acides gras : comme dans la formation de tous les éthers, la réaction s'accompagne d'une élimination d'eau, mais ici se présente cette particularité que le nombre des molécules d'eau éliminées est supérieur d'une unité au nombre des molécules d'acides gras entrées en combinaison : le saccharide n'est donc pas à proprement parler un éther du glucose, mais bien d'une anhydride du glucose : il renferme non pas $C^6 H^{12} O^6$, c'est-à-dire du glucose, mais bien $C^6 H^{10} O^5$, c'est-à-dire du glycogène. Si le saccharide se trouve placé dans des conditions favorables pour absorber de l'eau, il se dédouble et le glucose aussi bien que l'acide gras sont régénérés. C'est là notamment ce qui arrive dans la fameuse expérience de Claude Bernard du lavage du foie : si l'on fait passer au travers du foie par la veine porte un courant d'eau tiède, cette eau entraînera du glucose provenant du dédoublement normal du saccharide. Mais cette expérience ne prouve absolument rien en faveur d'une fonction glycogénique du foie et de ce que l'eau en traversant cet organe se charge de sucre, il n'en découle pas nécessairement cette conséquence qu'à l'état vivant le même fait se produit lorsque l'eau est remplacée par le sang. En effet l'eau n'est pas le liquide nourricier de la cellule hépatique, au lieu d'apporter quelque chose à cette dernière, elle la décompose et entraîne le sucre produit par le dédoublement normal du saccharide, le sang au contraire apporte la vie à la cellule, et loin de lui prendre du sucre il lui en apporte.

Mais si, toujours à l'exemple de Claude Bernard, on prend un foie encore chaud que l'on coupe en petits morceaux dans l'eau bouillante et qu'on le broie avec du sable, toujours à la température de 100°, le résultat sera tout autre : le saccharide ne se trouvera plus dans les conditions favorables à la régénération du glucose; le dédoublement aura lieu quand même, mais au lieu du glucose ce sera du glycogène.

La respiration.

On admet généralement que la respiration consiste essentiellement en une absorption d'oxygène par le sang et une élimination d'acide carbonique et de vapeur d'eau : les besoins de l'organisme en oxygène devant de toute évidence être proportionnels à la dépense de ce gaz, c'est-à-dire à la quantité d'acide carbonique formé, ne serait-il pas plus rationnel d'admettre comme mouvement initial la sortie de l'acide carbonique ? Disons donc :

la respiration consiste essentiellement en une absorption d'oxygène consécutive et proportionnelle à la sortie d'acide carbonique et de vapeur d'eau. De cette façon nous comprendrons facilement.

1° Pourquoi, le volume d'oxygène absorbé étant rigoureusement égal à la somme des volumes d'acide carbonique et de vapeur d'eau éliminés, la quantité d'oxygène absorbé est toujours supérieure à la quantité du même gaz éliminé à l'état d'acide carbonique, la différence est juste égale au volume de vapeur d'eau éliminée.

2° Pourquoi, l'élimination de l'acide carbonique commençant le mouvement, la sortie de celui-ci a lieu surtout pendant l'inspiration, tandis que l'absorption d'oxygène se fait pendant les deux temps de la respiration.

3° Pourquoi, l'entrée de l'oxygène dans le sang étant commandée, non pas par la quantité de ce gaz présent dans les vésicules pulmonaires mais bien par la sortie de l'acide carbonique, l'absorption d'oxygène reste sensiblement constante et invariable quelle que soit la richesse en oxygène de l'air inspiré.

4° Pourquoi, le but à atteindre n'étant pas de fournir plus d'oxygène, mais de favoriser de stimuler la sortie de l'acide carbonique, la pratique des inhalations d'oxygène pur n'a pas donné les brillants résultats qu'on en attendait.

Il va de soi que la définition qui précède ne s'applique qu'à la respiration pulmonaire : si on veut l'étendre à la respiration des tissus il faut en renverser les termes et faire de la sortie de l'oxygène du sang le mouvement initial.

Les échanges gazeux qui constituent la respiration sont subordonnés à l'existence et à l'intégrité de deux actes physiologiques incessants, le dédoublement des graisses neutres et la disparition du sucre du sang. Formées dans l'épitélium des villosités intestinales, les graisses neutres sont versées par les sous-clavières dans la veine cave supérieure qui les amène dans le ventricule droit; de là réunies au sucre venant du foie que la veine porte amène à la veine cave inférieure, elles vont au poumon par les artères pulmonaires : dans les capillaires du poumon, par une cause encore inconnue, les graisses neutres se dédoublent en leurs deux éléments, la glycérine et les acides gras : la glycérine perd les éléments de l'eau et devient la cholestérine, les acides gras s'unissent au glucose pour former un saccharide : la formation de ce saccharide s'accompagne d'une élimination d'eau, voilà d'abord l'origine de l'eau éliminé par le poumon : de plus ce saccharide, formé par l'union de plusieurs équivalents d'acides gras avec un seul équivalent de glucose, étant un éther acide, met en liberté l'acide carbonique du plasma sanguin. Cet acide carbonique, entrainant avec lui l'eau formée, sort du sang et se trouve remplacé par un volume d'oxygène égal à la somme des volumes d'acide carbonique et de vapeur d'eau éliminés.

Ramené au ventricule gauche par les veines pulmonaires, le sang, contenant encore de la graisse neutre et du glucose, est lancé par l'orte dans les capillaires généraux : là, les mêmes réactions se produisent, les graisses neutres se dédoublent, un saccharide est formé, l'acide carbonique est déplacé, mais celui-ci, entouré de toutes parts de liquides saturés déjà d'acide carbonique n'a aucune tendance à sortir des vaisseaux, il se porte sur les hématies en chasse l'oxygène et c'est cet oxygène qui sort des vaisseaux où il est remplacé par un volume égal d'acide carbonique venant des tissus.

La diathèse tuberculeuse.

Le professeur Peter fixe ainsi qu'il suit les conditions dans lesquelles on se tuberculise.

« L'être vivant, dit-il, est une machine qui s'use et se répare « sans cesse et spontanément. La réparation est proportionnelle « aux matériaux d'apports et aux forces qui les utilisent. D'où il « suit que la nutrition peut être troublée soit par défaut de qua- « lité ou de quantité des matériaux, soit par la langueur des « forces réparatrices ou plastiques. Mais les matériaux de répa- « ration sont les aliments et l'air, aidés de l'action des agents « physiques qui nous entourent, lumière, électricité, calorique. « Les forces qui utilisent les uns ou sont influencées par les « autres sont l'organisme et ce je ne sais quoi qui l'anime (appe- « lons-le de son vieux nom, l'âme). D'où il suit encore :

« 1° Que la déviation de la nutrition et la tuberculisation con- « sécutive peuvent survenir par alimentation insuffisante ou « inanitiation et que cette inanitiation peut se faire soit par les « voies digestives soit par les voies aériennes. »

« 2° Que l'absence ou le défaut de lumière, électricité, calo- « rique peuvent contribuer au développement de la tuberculisa- « tion.

« 3° Que l'hygiène dépravée du corps, l'absence d'exercice, « par exemple, à laquelle s'ajoutent les causes dont je viens de « parler (défaut d'insolation, obscurité habituelle) peut provo- « quer l'apparition des tubercules.

« 4° Que l'hygiène dépravée de l'âme, chagrins, pensées « tristes volontaires, terreurs religieuses, entraine les mêmes « méfaits matériels.

« Voyez-vous, la fonction suprême de l'animalité c'est l'héma- « topoïèse : faire et défaire des globules sanguins, tel est le but « inconscient de notre vie physique. C'est à fabriquer, perfec- « tionner, utiliser des hématies que concourrent, l'appareil « digestif qui chymifie, chylifie, absorbe et assimile, l'appareil « respiratoire qui oxyde les globules, c'est l'hématose, l'appareil « circulatoire enfin qui d'une part apporte à tous les organes les

« matériaux de leur nutrition, d'autre part apporte aux pou-
« mons les hématies à réparer.

« Maintenant, que l'hématopoïèse soit viciée par insuffisance
« digestive ou respiratoire et voilà la tuberculisation devenue
« possible. »

[Peter, clinique médicale.]

Certes voilà exposées dans un beau langage et avec une lumineuse clarté les conditions générales de la tuberculisation ; mais est-ce suffisant ! Sans aucun doute, un homme primitivement valide, exposé pendant un temps suffisamment prolongé, à l'action des causes indiquées par le professeur deviendra malade, mais pourquoi fera-t-il du tubercule de préférence à toute autre chose ? Voilà l'inconnue qu'il s'agit de dégager. Essayons.

D'abord, le symptôme qui frappe le plus l'observateur chez un sujet quelconque exposé aux causes tuberculisantes et qui commence à en être offensé, c'est une désassimilation excessive, coïncidant avec une assimilation réduite au minimum compatible avec la vie. C'est là la clef de voûte de l'édifice morbide.

Nous avons vu que les phénomènes de la nutrition intime se réduisent à des actes d'osmose : sortie du sang de certains matériaux dialysables destinés à la nutrition des cellules (assimilation) entrée dans le sang d'autres matériaux également dialysables venant des cellules (désassimilation). La pression du sang dans les vaisseaux est le régulateur de ces deux actes fondamentaux : à une pression forte correspond une issue facile des matériaux de nutrition, à une pression faible une entrée facile des produits de désassimilation. L'harmonie parfaite se trouve réalisée à l'état normal par une pression moyenne en même temps assez forte pour permettre la sortie, assez faible pour ne pas s'opposer à l'entrée. J'estime que le premier pas vers la tuberculisation est constitué par la rupture de cet équilibre nécessaire à la conservation de la santé parfaite : la pression devient trop faible, la sortie des matériaux de nutrition, partant l'assimilation, se trouve entravée, tandis que pour la même raison l'entrée des produits de la désintégration des cellules, la désassimilation, se trouve au contraire favorisée.

Les conséquences de cet état anormal sont curieuses à étudier; elles diffèrent notablement suivant qu'on les examine dans les tissus à capillaires nourris directement par le sang comme les muscles, les nerfs, le tissu conjonctif ou au contraire dans les tissus simplement végétatifs comme les épithéliums qui se nourrissent par imbibition.

Dans les premiers, la propriété fondamentale de toute matière vivante, la nutrilité, se trouvant en souffrance, tout périclite : sans nutrilité, pas de contractilité, sans nutrilité pas de névrilité. Dans les seconds, la scène change : en effet, dépourvus de capillaires, les épithéliums échappent aux lois qui régissent la nutrition dans les tissus irrigués par le sang, ils se nourrissent par imbibition, pour ainsi dire avec les déchets des éléments avec lesquels ils sont en contact : or, les déchets étant abondants, les épithéliums se trouvent par le fait placés dans des conditions exceptionnellement favorables pour une nutrition intense.

N'est-ce pas ainsi que débute la maladie? Ne voit on pas constamment chez ceux qui font déjà du tubercule aussi bien que chez ceux qui vont en faire, le dépérissement général, la disparition des masses musculaires, les troubles nerveux se manifestant soit par des changements dans le caractère, soit par des névralgies viscérales ou périphériques, ne voit-on pas constamment en opposition avec ces signes de désassimilation excessive, l'aspect florissant de l'épiderme et de ses dépendances telles que les dents, les ongles et les poils ?

Ce n'est pas tout, bientôt la digestion devient insuffisante : les glandes pepsiques, la rate, le foie, le pancréas voient leur sécrétion perverties par le fait du trouble apporté dans la nutrition : les aliments ne sont plus digérés que d'une façon imparfaite ou nulle : le sang s'altère d'une part par l'accumulation des produits de désassimilation d'autre part par le défaut de renouvellement du plasma : les cellules conjonctives atteintes comme les autres dans leur assimilation ne fournissent plus qu'une lymphe imparfaite grâce à laquelle le plasma sanguin n'est bientôt plus qu'un fluide inerte, incapable de nourrir les hématies ! Alors c'est la cachexie, c'est la colliquation, c'est la mort !

Comment la diathèse tuberculeuse peut-elle justifier son nom en favorisant la formation du tubercule ? Nous voici au cœur de la question.

Formation du tubercule.

Soumis à cette nutrition intense, les épithéliums ne restent pas longtemps indifférents, bientôt ils manifestent les signes extérieurs d'une active végétation, développement du système pileux, doigts hippocratiques, etc. Ce sont là les signes visibles de la diathèse. Les signes invisibles parce qu'ils ont pour siège les épithéliums profonds inaccessibles à nos sens sont constitués par le tubercule lui-même.

Dans les parenchymes, le renouvellement et la desquammation des cellules étant moins favorisé qu'à l'épiderme, les épithéliums soumis à une nutrition exagérée repassent pour ainsi dire à l'état de cellules blastodermiques et reprennent leurs anciennes mœurs embryonnaires. Dans un point quelconque une ou plusieurs cellules épithéliales contiguées plus avancées que leurs voisines se mettent à proliférer : Comme dans l'ovule, lors de la formation du blastoderme, leur noyau se gonfle, se segmente et entraine la segmentation des cellules elles-mêmes ; sous l'influence de cette active prolifération le nombre des cellules augmente considérablement et bientôt se trouve formé un petit nodule microscopique, le follicule tuberculeux des auteurs, composé uniquement de cellules épithéliales tassées les unes contre les autres : dans ce nodule, les cellules du centre plus fortement comprimées encore que les autres se soudent entre elles, leur paroi se résorbe et il ne reste plus que les noyaux qui continuent à se segmenter, si bien qu'à un moment donné le centre du nodule se trouve occupé par une sorte de grande cellule à noyaux nombreux : c'est là la cellule géante, elle est en quelque sorte caractéristique du tubercule. Remarquons en passant que cette cellule géante ne peut pas être comme on le dit la coupe d'un capillaire présentant l'image d'une cellule dont le protoplasma serait figuré par la fibrine granuleuse, et les noyaux par les leucocytes du vaisseau coupé, par la raison que le nodule ne contient pas de vaisseaux.

Le nodule ainsi formé, ne contenant nécessairement aucun vaisseau puisque le tissu aux dépens duquel il se développe n'en contient pas lui-même, s'étend bientôt jusqu'aux limites de la membrane épithéliale, là il arrive au contact des cellules conjonctives de l'organe atteint : celles-ci, par une sorte d'infection de voisinage dont l'agent parait être le microzyma de Béchamp, qui, mis en liberté par la destruction des cellules centrales du nodule, s'infiltre tout autour et communique aux éléments qu'il envahit les propriétés et la manière d'être des épithéliums dont il provient : ces éléments périfolliculaires se mettent aussi à se segmenter à proliférer et forment finalement au follicule une ceinture plus ou moins large de cellules proliférées qui ne sont plus épithéliales mais qui, grâce aux microzymas ont acquis les propriétés et auront désormais la destinée des épithéliums du centre.

De la sorte se trouve formée une petite tumeur plus ou moins sphérique, de consistance dure, de couleur grise nacrée, c'est la granulation grise. Cette couleur grise dont Laënnec avait fait un caractère pathognomonique de la granulation est pour ainsi dire typique car elle n'est autre que la couleur des épithéliums fortement comprimés et sur le point de mourir. La granulation grise se compose de deux parties : un centre composé uniquement de cellules épithéliales proliférées et présentant dans un point de sa masse une ou plusieurs cellules géantes, le centre ne contenant absolument aucun vaisseau : une circonférence qui entoure le centre d'une bande plus ou moins large de cellules primitivement quellesconques, mais qui par fréquentation de voisinage sont devenues épithéliales ou du moins se comporteront dorénavant comme telles. Epuisées par le travail actif de segmentation qu'elles viennent de fournir, gênées d'ailleurs dans leur nutrition par la compression qu'elles subissent, les cellules du centre ne tardent pas à mourir et le même sort atteint successivement celles de la circonférence. A ce moment précis la granulation grise passe à l'état de tubercule cru.

Le tubercule cru se présente sous la forme d'une petite tumeur de couleur jaunâtre de consistance comme sèche et friable, rappelant assez bien l'aspect du fromage ou du marron cuit : c'est là l'état caséeux : Cet aspect particulier est dû à cette circonstance que le tubercule cru n'est plus composé que d'éléments morts : et ces éléments sont morts non pas parce que, pauvres et misérables dès le début, ils portaient en eux le germe d'une mort prochaine mais plus simplement parce que ayant vécu plus vite, ils sont arrivés plus vite au terme de leur carrière.

La granulation n'est pas la seule forme que puisse présenter la matière tuberculeuse, Laënnec a signalé aussi l'infiltration grise et l'infiltration jaune ; dans les deux cas le processus est le même. Dans le cas de granulation un nombre restreint de cellules est influencé, le mouvement est alors limité et la tumeur qui ne dépasse pas quelques millimètres s'est agrandie dans toutes les dimensions à la fois : dans le cas d'infiltration un segment plus ou moins étendu d'une surface épithéliale se prend à la fois, la production s'étend d'abord en surface avant de s'étendre en épaisseur et présente bien lorsque le mouvement est achevé l'aspect d'une infiltration : mais la composition du tissu nouveau est la même dans les deux cas, la marche identique : granulation ou infiltration, c'est toujours l'épithélium qui commence à s'altérer; granulation ou infiltration c'est toujours le même aspect gris initial, remplacé à la mort des cellules par la couleur jaune de l'état caséeux.

Examiné à ce moment, le tubercule cru ne présente déjà plus trace d'organisation : les cellules ont disparu, on ne trouve plus que leurs débris (conpuscules tuberculeux de Lebert) et quelques rares noyaux atrophiés : en revanche, le champ du microscope est littéralement couvert de granulations moléculaires, microzymas de Béchamp, mis en liberté par la destruction des cellules : ces microzymas constituent la poussière tuberculeuse des anciens, et la tuberculose zoogléïque des modernes, ils ont même été vus par Béchamp évolués en bactéries. Si la théorie du microzyma est vraie, on voit que le malade fait lui-même sa maladie et que la présence du bacille dans le tubercule ne prouve pas nécessairement qu'il ait besoin pour cette sinistre besogne de l'intervention d'un germe étranger et extérieur.

Le tubercule fibreux de Bayle est une granulation grise ou même un tubercule cru dont la zone externe a subi la transformation fibreuse. Pour se rendre un compte aussi exact que possible de ce processus, il faut ne pas oublier que le centre seul de la granulation, composé exclusivement de cellules épithéliales, est seul exempt de vaisseaux; la zone externe qui se développe aux dépens des cellules conjonctives de l'organe possède originellement des capillaires, mais ceux-ci n'ont généralement qu'une existence éphémère, ils s'oblitèrent de bonne heure, étouffés qu'ils sont par l'excessive prolifération des cellules : si les vaisseaux de la zone externe existent encore lors du passage à l'état caséeux du centre, ils peuvent résorber les produits de cette désintégration cellulaire et si alors, la résorption opérée, les cellules de la zone externe, par un processus encore inconnu, subissent la transformation fibreuse, on aura le tubercule fibreux petite sphère dure, luisante comme un grain de grêle, ne se ramollissant jamais, mais le nouveau produit ne mérite plus le nom de tubercule. Ce n'est plus un produit mort, une épine dans un tissu sain, tout ce qui était mort en lui a été résorbé, il ne se compose plus que d'éléments parfaitement vivants, il est devenu complètement inoffensif et peut séjourner indéfiniment dans les tissus sans causer d'accidents.

En résumé le tubercule est une tumeur de nature originellement épithéliale : est-elle d'origine inflammatoire? Oui, si le retour à l'état embryonnaire des cellules suffit à lui seul pour caractériser l'inflammation. Non, si le processus tuberculeux est simplement l'effet d'une nutrition exagérée de certains éléments anatomiques, quelque chose d'analogue à la segmentation du blastoderme.

C'est ici le lieu de faire remarquer que le danger de la tuberculose réside moins dans le tubercule que dans l'état de l'organisme qui a permis son développement. Le tubercule en effet n'est pas autre chose qu'une épine composée de cellules mortes, épine destinée fatalement à disparaître en laissant à sa place une perte de substance proportionnelle au nombre de cellules englobées dans la production morbide; il peut même devenir inoffensif s'il s'organise en tissu fibreux : il ne tire guère sa gravité que du siège qu'il occupe : fatalement mortel dans le cerveau, il perd sa gravité et ne compromet la vie que par sa généralisation, dans les organes passifs, comme les os. La diathèse tuberculeuse au contraire attaque la vie dans ses sources mêmes, elle porte une atteinte profonde à la propriété vitale par excellence la nutrilité, et elle suffirait largement à elle seule pour amener la mort, même sans tubercules. Il y a là une indication précieuse pour le traitement.

LA
TUBERCULOSE PULMONAIRE

Les fonctions spéciales du poumon impriment à la tuberculose de cet organe un cachet particulier.

Une des premières manifestations de la diathèse étant la déchéance musculaire, c'est dans les muscles que le poumon sera frappé d'abord; des deux actes constituant la respiration, l'inspiration seule mettant en jeu des forces musculaires, tandis que l'expiration est entièrement l'effet d'une propriété physique l'élasticité, l'inspiration sera la première et même la seule atteinte : si l'action, c'est-à-dire l'effort musculaire devenait plus faible que la résistance, c'est-à-dire l'élasticité, l'effet serait nul, le poumon ne pouvant se dilater, l'air n'entrerait pas dans la poitrine, il n'y aurait pas de respiration, mais les choses ne sont pas poussées aussi loin, la contractilité musculaire n'est pas totalement abolie, elle persiste encore à un degré plus ou moins atténué et peut encore dans une certaine mesure avoir raison de l'élasticité pulmonaire : mais si l'effort est suffisant pour dilater les parties mobiles du poumon, il sera absolument sans effet sur les parties fixes comme les sommets, ces lobes de renfort, comme les appelle Peter, qui, enfermés dans une cage osseuse presque inextensible, ne peuvent se dilater qu'au prix d'une énergique inspiration rendue impossible dans le cas spécial par l'inertie musculaire. Donc, dans le poumon, le premier méfait de la diathèse tuberculeuse sera d'affaiblir l'inspiration et d'empêcher par là l'entrée de l'air dans certains points comme les sommets : les sommets ne se dilateront pas ou très peu, de plus, ils seront par le fait fixés en expiration.

L'air ne pénétrant plus que d'une façon imparfaite dans les sommets, ne parviendra plus qu'en quantité insuffisante dans les alvéoles pulmonaires, le lobule perdra donc sa fonction : l'épithélium lobulaire ne pouvant plus faute d'air exercer son activité, passera a l'état de cellule simplement végétative, c'est-à-dire ne vivant plus que pour se nourrir ; mais comme par suite de la disposition de l'organisme qui a amené la suppression de sa fonction, il se trouve de plus soumis à une nutrition exagérée, il se retrouvera dans les conditions où il était dans l'ovule lors de la formation du blastoderme, il reprendra ses mœurs embryonnaires, il se mettra à proliférer. Ainsi naîtra le follicule tuberculeux exclusivement aux dépens de l'épithélium lobulaire, autour duquel, par le mécanisme et pour les causes exposées déjà à propos du tubercule en général, les cellules conjonctives des canalicules respirateurs et des alvéoles se mettront à proliférer formant une zone de cellules qui ne sont plus épithéliales mais qui le deviendront ou tout au moins se comporteront comme telles. Et voilà constitué la granulation grise qui va devenir tubercule cru et finalement se ramollir produisant une caverne par son élimination.

Le tubercule étant composé exclusivement des cellules normales du poumon, on comprend qu'après sa disparition, il laisse à sa place une perte de substance, une cavité : on comprend aussi que le centre du tubercule étant formé par la cavité même d'une bronchiole et le ramollissement commençant précisément par le centre, les produits de liquéfaction de la caverne tombent nécessairement dans la bronche pour de là s'éliminer au dehors par l'expectoration.

D'après Rindsfleich la granulation offre dans le poumon un siège précis, toujours le même, elle se localise dans le point même où la bronche terminale s'abouche avec les conduits alvéolaires de l'acinus correspondant, c'est-à-dire au point d'origine du lobule ou de l'acinus, au seuil même du poumon organe d'hématose; ne dirait-on pas que la nature cherche ainsi à oblitérer elle-même un conduit désormais sans emploi? La conséquence immédiate de cette localisation est capitale, car, ni la bronche ni l'artère lobulaires terminales n'ayant d'anastomoses avec les bronches ou les artères des lobules voisins, le lobule intéressé se verra par le simple fait du développement du tubercule privé à la fois d'air et de sang.

La localisation n'est cependant pas aussi étroite que le veut Rindsfleich : Charcot a vu des tubercules greffés sur des bronches d'un certain calibre, d'un autre côté Hérard et Cornil admettent le développement de la granulation dans l'alvéole même. D'une manière générale on peut dire que la granulation a pour origine l'épithélium réellement fonctionnant du poumon, c'est-à-dire l'épithélium lobulaire, mais comme l'épithélium bronchique sert aussi quelque peu à l'échange gazeux, il peut à la rigueur perdre sa fonction comme celui de l'acinus et devenir le noyau de formation du nodule péribronchique de Charcot.

Symptomatologie.

Maintenant que nous sommes exactement renseignés sur les conditions de la formation du tubercule dans le poumon, nous pouvons à coup sûr en déduire la symptomatologie et assigner aux signes si obscurs du début de la tuberculose pulmonaire leur véritable signification et leur réelle valeur.

Le malade destiné à devenir tuberculeux étant d'abord frappé dans ses muscles inspirateurs, l'inspiration diminuera d'énergie, l'air ne pénètrera plus que dans les portions les plus mobiles du poumon, les parties fixes comme les sommets ne se dilateront plus que d'une façon très imparfaite; le symptôme initial, précurseur de la granulation grise sera donc l'affaiblissement du murmure vésiculaire localisé aux sommets : plus ce murmure sera affaibli plus le danger sera grand car plus grand sera le nombre des alvéoles ou des lobules menacés. A ce signe s'en ajoutera un autre qui lui sera pour ainsi dire contemporain; on constatera la déformation du thorax connue sous le nom de position profonde de la clavicule : les muscles inspirateurs n'ayant plus la force de soulever le thorax et le sommet étant fixé en expiration, l'extrémité externe de la clavicule, au lieu de se trouver, comme à l'état normal sur un plan supérieur à celui de l'interne, perdra sa direction oblique de bas en haut et de dedans en dehors, elle deviendra plus ou moins horizontale suivant le degré de fixité du thorax. A ce sujet, il serait intéressant de rechercher si chez la femme qui se tuberculise on n'observe pas un renversement du type respiratoire qui de costo-claviculaire à l'état normal, deviendrait complètement abdominal comme chez l'homme.

L'hémoptysie du début qui se montre si souvent dans des cas où à l'auscultation on n'entend absolument rien pas même la respiration, doit être placée à la suite de ces deux signes caractéristiques : le crachement de sang en effet n'est pas forcément lié à la présence des granulations il dépend uniquement de la congestion pulmonaire et cette congestion reconnait pour cause unique cette circonstance que le sommet du poumon est fixé en expiration : or, si l'inspiration favorise la circulation pulmonaire, l'expiration a une action diamètralement opposée elle entrave la circulation, elle congestionne; le sommet du poumon chez les tuberculeux sera donc en congestion permanente : de la congestion à l'hémorrhagie, il n'y a qu'un pas.

En même temps, le nombre des alvéoles perméables à l'air diminuant toujours, le moëlleux de l'expansion vésiculaire normale se trouve peu à peu remplacé par le ton rude et sec de l'air circulant dans des canaux rigides d'un certain calibre : de là l'inspiration sèche et même soufflante.

Mais l'élasticité pulmonaire, comme un ressort qui s'émousse, ne tarde pas à céder, mais elle cède comme à regret ; les différentes tranches de poumon ne se dilatent pas toutes à la fois, d'où une respiration en plusieurs temps qui a reçu le nom d'inspiration saccadée. L'expiration elle-même ne reste pas indifférente à cette cause d'altération, mais l'expiration étant complètement passive et ne mettant en jeu aucune puissance musculaire, le mouvement ici sera continu, l'expiration ne sera pas saccadée, elle durera un peu plus qu'à l'ordinaire parce que le retrait du poumon mettra plus longtemps à se produire : ce sera là l'expiration prolongée.

Bientôt aussi la congestion permanente des sommets produira dans les bronches un exsudat d'abord sec et peu abondant, puis plus humide et plus copieux, on percevra alors à l'auscultation des râles secs et humides ; ce sont les craquements secs et les craquements humides. L'existence de ces craquements n'est en rien liée à celle de granulations dans le tissu pulmonaire, ils sont l'indice du catarrhe bronchique congestif.

En somme, il existe aucun signe certain de la présence des granulations, mais seulement des présomptions justifiées quelquefois à l'autopsie ; tous ces symptômes du début en effet, même l'inspiration saccadée dont on fait un signe pathagnomonique, peuvent exister sans une seule granulation, car en réalité ils sont les signes de la seule diathèse tuberculeuse : ils indiquent au médecin que le danger est proche, que son intervention est urgente, car si à ce moment il hésite encore, dans quelques semaines il ne pourra plus avoir de doutes, les signes que Jaccoud appelle cavitaires vont apparaître : le souffle caverneux, la pectoriloquie, le gargouillement vont lui indiquer cette fois sûrement que le tubercule s'est ramolli a ulcéré le poumon, a produit une caverne : mais alors, il sera trop tard ! Le malade qu'il hésitait à reconnaitre tuberculeux sera devenu phthisique et le médecin, devenu impuissant, sera condamné à assister désarmé à l'effondrement de cet organisme qu'il aurait certainement sauvé quelques mois plutôt.

Passons aux symptômes fournis par la percussion.

Il y aurait certainement mauvaise grâce à ne pas reconnaitre que la présence des granulations dans les lobules pulmonaires puisse se traduire par de la matité à la percussion ; mais comme la matité est un signe précoce qui peut se présenter et se présente ordinairement au moment où les granulations n'existent pas encore, il est bien force de lui chercher d'autres causes plus générales. En premier lieu il faut placer la congestion permanente du sommet; il y a encore une autre cause qui dépend exclusivement de la manière vicieuse de respirer des tuberculeux: par suite de l'inertie musculaire premier effet de la diathèse sur les muscles inspirateurs, le sommet du poumon ne se dilatant pas, reste immobile; les deux feuillets de la plèvre ne glissent plus l'un sur l'autre ; par suite d'une sorte de pleurésie sèche due à l'absence de mouvement, ils s'épaississent de bonne heure et finissent par se souder, formant ainsi au poumon une coque résistante qui fixe ce dernier au thorax : si l'on percute dans ces conditions, on percevra limité à l'extrême sommet une matité dont le champ s'étendra graduellement. Quoique dépendant exclusivement de l'épaississement de la plèvre, cette matité n'en sera pas moins patagnomonique, car si elle n'est pas due à la présence de granulations, elle n'en indique pas moins d'une façon certaine l'existence de la diathèse qui en amènera à coup sûr l'éclosion.

Les signes locaux de la tuberculose pulmonaire commençante peuvent être divisés en deux groupes suivant qu'on les envisage au point de vue de la cause, ou bien au point de vue de la chronologie.

Ier Groupe.

1° Signes dépendant de l'inertie musculaire.
   1° Affaiblissement du bruit respiratoire.
   2° Position horizontale de la clavicule.
   3° Matité limitée au sommet.
   4° Respiration en plusieurs temps.

2° Signes dépendant de la congestion.
   1° Hémoptysie du début.
   2° Râles secs et humides du catarrhe congestif.

IIe Groupe. *Chronologie.*

1° Affaiblissement du bruit respiratoire.
2° Position horizontale de la clavicule.
3° Matité limitée au sommet.
4° Hémoptysie.
5° Inspiration saccadée et expiration prolongée.
6° Craquements secs et humides.

Traitement.

Si le tubercule n'est qu'un amas de cellules vouées à la mort, si sa destinée fatale est de se ramollir pour disparaître ensuite, le premier devoir du médecin devrait être de hâter autant que possible cette disparition : mais la nature se charge elle-même de ce soin et Dieu sait ! avec quel succès. Le tubercule il est vrai, a d'autres fins moins désastreuses : il peut en s'incrustant de sels calcaires passer à l'état crétacé et devenir inoffensif : mais on ne persuadera à personne qu'on peut favoriser cette transformation en gorgeant le malade de phosphate de chaux. Il peut encore devenir inoffensif en s'organisant à l'état fibreux mais quels moyens employer pour arriver à cette heureuse terminaison ? On parle bien de l'alcool, de la glycérine, mais de ce que les alcoolisés présentent une tendance à la sclérose de certains tissus, il ne faut pas se hâter de conclure que l'alcool administré à doses thérapeuthiques, aura cette heureuse influence sur le tubercule. Il faut en prendre franchement son parti : une fois formé, le tubercule échappe à toute action thérapeutique. Mais, s'il est désarmé devant ce produit fatal, le médecin ne reprend-il pas tous ses avantages vis-à-vis de la diathèse tuberculeuse ? S'il ne peut guérir le tubercule, ne peut-il du moins en enrayer la production ? En somme où est le danger ? N'est-ce pas dans l'extension lente mais continue du tissu de granulation, extension grâce à laquelle la caverne agrandit continuellement son domaine et ne peut pas guérir parce qu'elle trouve toujours à ses limites ce tissu prédestiné, la zone embryonnaire de Grancher, toujours prêt à se ramollir, de telle façon que l'organe tout entier disparaîtrait si la mort ne venait mettre un terme à cette œuvre de destruction ? Rappelons-nous les tuberculeux de la Salpétrière dont on énumère si complaisamment les cavernes cicatrisées : favorisés par les circonstances ces malades n'avaient eu de la diathèse que les débuts, un vigoureux effort de la nature avait enrayé la production morbide : le tubercule était rigoureusement limité à quelques points bien circonscrits et la nature avait fait elle-même la part du feu et séparé par une ligne de démarquation bien nette ce qui devait rester de tout ce qui était irrémédiablement condamné ; de cette façon la caverne une fois vide n'avait plus de tendances à s'accroître et se trouvait placée, les tissus ambiants étant sains, dans la situation d'une plaie simple dont la cicatrisation était devenue non seulement possible mais facile. Pour le moment voilà l'idéal du traitement de la tuberculose pulmonaire : arrêter la production granuleuse, la limiter rigoureusement pour permettre ainsi à la caverne qui s'établira fatalement de se cicatriser comme le ferait une plaie de bonne nature. Ce n'est pas autre chose que le traitement de la diathèse tuberculeuse.

Il y a dans la diathèse tuberculeuse deux points à considérer.

1° La rupture de l'équilibre dans la répartition de la pression sanguine, rupture amenant à sa suite la prédominance de la dés-assimilation sur l'assimilation.

2° L'altération du sang résultant de cette nutrition pervertie.

L'indication est donc double : il faut :

1° Rétablir l'harmonie dans la pression du sang, augmenter cette pression dans les capillaires pour faciliter la sortie des matériaux de nutrition destinés aux éléments anatomiques extra-vasculaires, assurer en un mot l'assimilation.

2° Réparer les pertes causées par une désassimilation excessive, et permettre une nutrition normale par un apport régulier de bons matériaux et le fonctionnement harmonique de tous les organes.

La première indication se réduit en fin de compte à une tonification du système nerveux ganglionnaire : les agents de cette médication se trouveront dans la classe des médicaments toniques névrosténiques de Trousseau et Pidoux. Les plus recommandables sont la quinine, la strychnine, l'ergotine, la digitaline, la vératrine, l'aconitine, mais pour s'éviter des mécomptes, il ne faudra leur demander que ce qu'ils peuvent donner, une action vaso-motrice.

L'électricité, surtout la statique, la gymnastique, la thalassothérapie, l'hydrothérapie, rendront d'immenses services.

Mais, est-il besoin de le dire? la réussite ne sera possible qu'à la condition expresse de soustraire le malade à l'action des causes qui l'ont tuberculisé et de veiller à ce que l'hygiène soit irréprochable sous tous les rapports. Malheureusement de tous les sacrifices à imposer aux malades, c'est précisément celui-là le plus difficile à obtenir.

Je prends la liberté de recommander à mes confrères un moyen simple, facile et surtout inoffensif qui m'a si bien réussi dans une circonstance récente que je ne manquerai jamais de l'employer désormais chaque fois que l'occasion s'en présentera. Ce moyen c'est l'emploi intus et extra des métaux selon la méthode de Burq. Voici comment j'ai été amené à penser à la métallothérapie. Pendant quelque temps, avant d'avoir trouvé la voie dans laquelle je me suis engagé depuis, je considérais, sans en bien comprendre la cause, les muscles inspirateurs des phthisiques comme placés dans les mêmes conditions que les fessiers chez les coxolgiques : Je pensais que la scène morbide débutait par une faiblesse une paralysie incomplète des inspirateurs, remplacé bientôt par une contracture des expirateurs, contracture que je comparais aux contractures paralytiques des hystériques : sous l'empire de ces idées, je me promettais d'employer à la première occasion le moyen qui avait si bien réussi à Burq dans les paralysies des hystériques. Précisément à cette époque, je fus appelé à donner mes soins à une malade dont l'observation, intéressante à plus d'un titre, mérite de prendre place ici.

Marie D. 27 ans, couturière, se plaint de dépérissement général : elle ne souffre nulle part, ne tousse pas, accuse seulement une légère oppression ; le symptôme qui la frappe le plus et l'engage à consulter le médecin, c'est la perte absolue du sommeil et de l'appétit. Les antécédents de famille sont déplorables : le père, la mère, une sœur, un frère sont déjà morts phthisiques; le diagnostic s'impose pour ainsi dire. Ce n'est pas cependant que l'examen de la poitrine soit bien instructif : à droite rien d'anormal, à gauche au sommet du poumon, très légère diminution de la sonorité, pas l'ombre d'un craquement, pas d'inspiration saccadée, je ne constate qu'une absence à peu près complète du murmure vésiculaire : à cette époque je n'attachais pas à la faiblesse du bruit respiratoire l'importance que je lui accorde aujourd'hui, aussi hésitai-je à poser le diagnostic tuberculose commençante. Cependant après réflexion je pensai que la maladie ne datant que de quelques semaines, les granulations n'avaient pas encore eu le temps de se former, et que certainement à bref délai j'entendrais les bruits classiques qui lèveraient tous mes doutes. J'allais prescrire l'huile de foie de morue, et toute une série de remèdes plus désagréables les uns que les autres, quand la malade me déclara formellement qu'avec le dégoût profond qu'elle avait pour toute alimentation il lui serait absolument impossible d'avaler la moindre drogue; je me décidai alors à employer la métallothérapie seule. Le cuivre ayant été séance tenante, reconnu comme le métal qui lui convenait, je donnai à la malade un nombre suffisant de disques cuivre de Burq avec la recommandation de s'en faire à l'aide d'une tresse un collier lache pour le sommet et une ceinture pour la base de la poitrine : de plus j'obtins d'elle la promesse qu'elle prendrait chaque jour quelques pilules d'oxyde de cuivre à cinq centigrammes. La prescription fut religieusement suivie, au bout de quelques jours je pus même ajouter au traitement de la poudre de viande qui fut prise avec plaisir dans du bouillon : bientôt Marie D. se sentit renaître, la faiblesse disparut pour faire place à un sentiment de bien-être général avec sensation d'une douce chaleur partant du point d'application des plaques métalliques, les pillules d'oxyde de cuivre provoquèrent bien quelques vomissements, mais l'appétit ne s'en releva pas moins si bien que, trois semaine après, la transfiguration était complète, l'appétit était vif, le sommeil excellent, les forces revenues : bref ma tuberculeuse était guérie. Auscultée à ce moment, elle a présenté une respiration normale des deux côtés, j'ajoute que depuis ce moment la guérison ne s'est pas démentie et que depuis bientôt trois ans la santé est restée bonne. M'étais-je donc trompé ? Mon diagnostic n'avait-il pas été trop sévère ? Je ne le croirai jamais : j'ai vu tant de malades ne présentant au début que des signes absolument négatifs finir quand même par mourir phthisiques, que ma conviction là-dessus est formelle : Marie D. commençait bien réellement une tuberculose qui, avec les antécédents de famille et la perte absolue du sommeil et de l'appétit n'aurait pas manqué de marcher très rapidement.

Je n'ai, il est vrai, qu'une seule observation à produire et c'est peu pour entraîner les convictions; mais il y a là certainement autre chose que le hasard et pour mon compte je trouve ce fait gros de promesses pour l'avenir de la métallothérapie. Malheureusement la recherche du métal n'est pas toujours chose facile, on perd souvent un temps considérable à essayer tous les métaux avant d'en trouver un qui convienne, quelque fois même on n'en trouve aucun, mais ce sont là des exceptions qui n'ôtent rien à la valeur du moyen, il reste constant que si le choix du métal a été heureux, on sera largement récompensé de ses peines. Il ne faut pas cependant s'attendre à rencontrer toujours des cas aussi favorables que celui qu'il m'a été donné d'observer, l'effet sera d'autant plus marqué et le malade bénéficiera du traitement d'autant mieux et d'autant plus rapidement qu'il sera moins profondément atteint : C'est tout au début, au moment où les granulations n'étant pas encore nées, on n'a à combattre que la diathèse seule, que l'on obtiendra les plus beaux succès. Mais, malheureusement pour lui, le malade consulte rarement le médecin à ce moment qui doit du reste être très court, d'un autre côté le médecin, même appelé à temps, hésite, ne se croit pas autorisé à porter d'emblée un diagnostic trop sombre, il perd un temps précieux à attendre une certitude qui ne viendra hélas ! que trop tôt alors que les meilleures chances de guérison auront disparu. La tâche du médecin traitant est relativement facile tant qu'il n'a à lutter que contre la diathèse car en somme il n'existe alors que des lésions fonctionnelles, mais la scène change si le tubercule vient y joindre les désordres de son élimination. Il serait de la plus haute importance d'avoir un signe certain de l'imminence de la tuberculose : or à cet égard on peut dire : tout malade qui présente à l'auscultation une faiblesse notable du bruit respiratoire limitée à un sommet et inexplicable par une cause quelleconque, a neuf chances sur dix de devenir à bref délai tuberculeux. Si à ce signe unique se joignent l'anorexie, la faiblesse et le dépérissement général, un certain développement du système pileux remarquable surtout aux sourcils, un certain changement dans le caractère qui est devenu mobile et irritable, une matité quelque légère qu'elle soit limitée à un sommet, la position profonde de la clavicule, les chances sont devenues des certitudes, la tuberculose va éclater si tant est que ce ne soit déjà pas fait. Les chances de guérison sont d'autant plus grandes que les signes indicateurs sont moins nombreux et moins accentués : elles sont au maximum pendant le temps où la diathèse existe seule sans granulations; mais ce moment ne se révèle guère à l'auscultation que par un seul signe, la faiblesse du bruit respiratoire, de plus il doit être excessivement court, il n'y a donc pas un instant à perdre. Si le médecin hésite qu'il applique quand même la métallothérapie : il est sûr d'abord de ne pas nuire, ensuite si la foi lui manque, rien ne l'empêche d'appliquer concurremment telle médication qu'il jugera supérieure, et puis après tout, s'il s'est trompé, s'il ne s'agit pas de tuberculose, il ne court en somme que le risque heureux de rendre la santé à son malade beaucoup plus vite et surtout plus facilement que par les moyens ordinaires, cito, tuto, et jucunde.

Est-ce à dire qu'il faille perdre tout espoir si la période de phthisie est commencée ? Non certes ! La métallothérapie par son action sur le système du grand sympathique me paraît remplir seulement la première indication du traitement de la diathèse ; à toutes les périodes elle est indiquée et sera utile car en somme si la diathèse n'est pas enrayée tous les efforts resteront stériles. Il reste à remplir concurremment la seconde indication, il faut en même temps restaurer le sang.

Ici les médicaments proprement dits n'ont qu'une action douteuse, on ne peut guère compter que sur une alimentation raisonnée, mise en rapport avec les forces digestives du malade, en d'autres termes, il faut nourrir le tuberculeux mais ne lui offrir que des aliments qu'il puisse utiliser et dont l'absorption soit certaine. Si les ressources naturelles sont insuffisantes, il faut même par l'intervention de l'art combler le désiderata des produits ordinaires de l'alimentation pour mettre ces derniers à hauteur du but à atteindre. Le choix n'est pas bien varié, on ne peut compter que sur l'huile de foie de morue et la viande.

L'Huile de Foie de Morue.

Comment agit l'huile de foie de morue? Est-ce par la quantité infinitésimale de soufre, iode, brôme, phosphore qu'elle renferme? Est-ce par les acides biliaires qu'elle retient? Est-ce comme corps gras éminemment combustible? Sans doute toutes ces raisons ont de la valeur, mais il y en a d'autres qui font de l'huile de foie de morue un aliment de premier ordre bien plus encore qu'un précieux remède.

Quand on veut s'assurer si l'huile de foie de morue est bien de l'huile venant du foie et non de la chair du poison, on en verse une petite quantité dans une capsule et l'on ajoute quelques gouttes d'acide sulfurique, on doit obtenir une coloration rouge: c'est là la réaction dite de Pettenkofer, elle indique la présence des acides biliaires. Pettenkofer pour déceler la présence de ces acides ajoutait non-seulement de l'acide sulfurique, mais encore un peu d'eau sucrée: or si, pour obtenir la coloration rouge avec l'huile de foie de morue, l'acide sulfurique seul suffit, c'est que cette huile contient naturellement le sucre que l'on n'est pas obligé d'ajouter. La conclusion me paraît limpide: l'huile de foie de morue contient du sucre, mais sous quelle forme? Sa provenanace hépatique l'indique assez: les analyses de l'huile de foie de morue signalent des acides gras libres: d'où viennent ces acides gras? Les cellules hépatiques ne peuvent pas ne pas fournir en même temps que l'huile le saccharide qu'elles contiennent toujours quand elles ne sont pas encore devenues adipeuses. De ce saccharide, sous l'influence des manipulations nécessaires à l'extraction de l'huile, une partie se dédouble en acides gras qui restent libres dans l'huile et en glucose ou glycogène qui, avec la partie non décomposée du saccharide forme vraisemblablement ce que les auteurs appellent Gaduine. C'est au saccharide que l'huile de foie de morue doit d'être si digestible, quand les huiles végétales, qui n'en contiennent pas traces, le sont si peu : mais ce n'est pas tout.

L'huile de foie de morue renferme entre autres principes des graisses neutres, oléine, margarine, des acides gras libres, de la glycérine, des saccharides ; en un mot elle représente exactement la composition de tout corps gras qui vient de subir l'action du suc pancréatique dans l'intestin. Si l'on agite dans un flacon de l'huile avec du suc pancréatique, on obtient, il est vrai, un produit qui diffère sensiblement à l'œil de l'huile employée : la masse en effet dans ce cas s'émulsionne, mais cette émulsion est due à ce fait que le premier terme du dédoublement de l'huile, l'acide gras, ne trouvant rien pour se combiner, reste à l'état de suspension dans le second terme, la glycérine, dans laquelle il est insoluble, donnant ainsi à la masse cet aspect laiteux caractéristique ; mais dans l'intestin les conditions ne sont pas tout à fait les mêmes et le résultat est un peu différent. Le suc pancréatique dédouble toujours le corps gras en ses deux éléments, acide gras et glycérine, mais en même temps il saccharifie les fécules, fournissant ainsi du glucose à l'état naissant qui s'unit à l'acide gras pour former un saccharide. Ce saccharide étant lui-même miscible au corps gras, la masse ne prend pas l'aspect d'émulsion qu'elle présente lorsque l'expérience a lieu in vitro avec du suc pancréatique sans glucose. Et de fait l'aspect d'émulsion ne paraît pas avoir été constaté d'une façon certaine dans l'intestin : Küss même le nie complètement et déclare que la graisse trouvée dans l'intestin pendant la digestion présente l'aspect fluide et limpide que lui communique la chaleur.

L'huile de foie de morue est donc un corps gras tout digéré et prêt à l'absorption. Elle contient comme tout corps gras qui vient de subir dans l'intestin l'action du suc pancréatique, des acides gras libres, de la glycérine, des saccharides, tout y est même les acides biliaires qui iront dans les villosités intestinales reconstituer une nouvelle graisse neutre que le canal thoracique versera dans la circulation générale. Elle est donc éminemment utile au phthisique par la raison que, digérée d'avance, elle ne lui demandera pour ainsi dire aucun travail pour se faire absorber. Malheureusement elle possède une saveur si fade et une odeur si repoussante que peu de malades sont assez énergiques pour l'accepter et remarquons que pour qu'elle donne son maximum d'effet, elle doit être prise, sinon avec plaisir, du moins sans dégoût et à des doses qui ne doivent pas être inférieures à cent grammes par jour : il y aurait donc un grand intérêt à rendre facile, agréable même, l'ingestion de ce précieux remède : il me semble que l'on pourrait y arriver par le moyen suivant.

Si l'on met en digestion à la température physiologique, de l'huile de foie de morue, de l'empois d'amidon et du suc pancréatique, le premier effet obtenu sera la formation de saccharides résultant de l'union avec le glucose formé des acides gras devenus libres : le second sera la formation d'une émulsion due à la continuation de l'action du suc pancréatique sur le corps gras après l'utilisation de tout le glucose formé : la plus grande partie de l'oléine et de la margarine pourra ainsi disparaître et il ne restera plus guère que des acides gras libres, de la glycérine et des saccharides. On aura exalté les propriétés de l'huile de foie de morue en la rendant ainsi plus propre à l'absorption directe : on aura de plus paré dans la mesure du possible aux deux principales causes de dégoût, à la fadeur par l'addition d'un aromate aussi sapide que l'on voudra, l'essence d'anis par exemple, à l'odeur repoussante par la neutralisation au moyen du glucose des acides gras particuliers au genre poisson qui en sont les principaux agents. Cette émulsion devra se prendre facilement dans une infusion chaude ou dans un grog à l'eau-de-vie.

La Poudre de Viande.

Debove a rendu aux malades un immense service en introduisant dans la thérapeutique le principe fécond de la suralimentation et en fournissant du même coup les moyens de la réaliser. Ses poudres de viande sont maintenant classiques, et il est peu de praticiens qui n'aient eu à se louer de leur emploi : on a bientôt imité le maître et il surgit à chaque instant une nouvelle poudre de viande qui affiche la prétention d'être supérieure à ses aînées : ce n'est pas là du progrès car toutes ces poudres, et je ne parle ici que des meilleures, sont préparées d'après les mêmes principes, et ne diffèrent que par des détails insignifiants de la formule originelle de Debove. Il me semble qu'au phtisique dont toutes les fonctions sont pour ainsi dire éteintes, dont les glandes gastriques, pancréatique, biliaire sont devenues incapables de secréter un suc digestif réellement actif, on doit offrir mieux que de la viande pure même réduite en poudre impalpable. Il me semble que le médecin ne doit pas laisser au hasard le soin d'opérer une digestion de l'intégrité de laquelle dépend la vie du malade, et pour l'accomplissement de laquelle ce dernier est si mal préparé. La poudre de viande se digère, le fait n'est pas à nier, mais est-on sûr d'avance qu'elle sera digérée ? Et d'abord, question qui pourra paraître oiseuse et qui n'est cependant que nécessaire, comment se digère-t-elle ? On admet que la poudre de viande est peptonisée dans l'estomac grâce à son état d'extrême division qui permet une imprégnation plus rapide et une action plus complète du suc gastrique, de plus sa privation d'eau permet de faire ingérer sous un petit volume des doses considérables d'aliments plastiques. Ces Considérations n'ont de la valeur qu'autant que la sécrétion d'un suc gastrique normal est encore une activité, mais dans le cas, et c'est l'ordinaire, où les glandes pepsiques sont devenues inertes, on se demande quel est l'agent de la digestion. Il faut alors admettre, puisque même dans ce cas la poudre est digérée, que la poudre contient en elle-même tout ce qui est nécessaire sinon pour une digestion régulière, du moins pour quelquechose qui s'en rapproche beaucoup et peut au besoin y suppléer. Il est une question qui m'a longtemps embarassé et que les auteurs ont laissée jusqu'ici sans réponse satisfaisante :

Pourquoi la viande se digère-t-elle d'autant mieux qu'elle se rapproche davantage de l'état cru ?

Pourquoi le médecin ordonne-t-il de préférence des viandes saignantes ? Crue ou cuite la viande offre à l'analyse la même composition chimique, et si la première est plus digestible que la seconde, ne serait-ce pas qu'elle renferme un agent, ferment soluble ou figuré que la cuisson détruit ? A un estomac sain la chose est indifférente, il digèrera aussi bien la viande cuite que la crue par la raison que ses sucs digestifs jouissent de toute leur activité, mais un estomac de phthisique qui, au point de vue de la digestion est devenu complètement inerte, sera incapable de digérer la moindre parcelle de viande cuite : à celui-là il faut à tout prix de la viande crue, ou tout au moins de la viande assez peu cuite pour qu'elle contienne encore son ferment. Quel est donc ce ferment ?

Brucke a isolé de l'extrait aqueux de viande un ferment qu'il jugea identique à la pepsine. De même que la pepsine stomachale est la zymase, le produit de sécrétion de quelquechose d'organisé, de vivant, le microzyma des cellules qui tapissent les culs-de-sac glandulaires gastriques (Béchamp), de même la pepsine de Brucke est la zymase des microzymas des fibres striées de la viande. La zymase musculaire agit-elle à la façon de la pepsine en produisant des peptones ? C'est peu probable. L'action parait tout autre : abondonnée à elle-même la viande subit à l'abri de l'air une sorte de fermentation spontanée, prélude de la décomposition complète, laquelle ne peut se faire qu'en présence et par l'action des germes de l'air : les produits de cette fermentation qui parait bien être celle qui s'accomplit dans l'estomac du phthisique et dont l'agent est le microzyma des cellules de la viande, ne sont pas des peptones mais bien des principes également solubles et dialysables tels que leucine, tyrocine, acides gras, acides aromatiques, qui passent dans le sang et vont aux cellules où ils reconstituent les albuminoïdes des différents tissus. Comme on le voit l'action de la zymase musculaire se rapproche beaucoup plus de l'action de la pancréazymase que de celle de la pepsine. Donc la viande crue se digère beaucoup mieux et beaucoup plus vite que la viande cuite parce qu'à l'action des sucs digestifs naturels s'ajoute celle de ses microzymas normaux et que les seconds, même en l'absence des premiers, peuvent encore opérer la dissolution de la viande et la rendre assimilable. En somme la viande crue, dans l'estomac du phthisique éprouve de par les microzymas une modification qui la rend soluble et dialysable, et le malade se trouve nourri quoiqu'il n'ait rien mis du sien dans l'opération ; mais la viande cuite ne lui sera d'aucun secours parce que les microzymas propres de la viande détruits par la cuisson ne pourront plus suppléer à l'insuffisance du suc gastrique. Et de fait combien ne voit-on pas de phthisiques mangeant encore suffisamment et qui n'en dépérissent pas moins tout autant que s'ils ne mangeaient pas du tout. Comme conclusion, on peut dire : Le phthisique ne peut être efficacement nourri qu'avec la viande crue et la poudre de viande peut avantageusement remplacer cette dernière à la condition expresse que, préparée dans le vide à une basse température, elle contienne encore intacts et parfaitement vivants tous ses microzymas.

Donc, la poudre de viande, pour qu'on soit absolument sûr de son action, ne doit être à proprement parler que de la viande crue desséchée et pulvérisée. C'est là ce qu'on pourrait appeler la condition fondamentale, mais ce n'est pas encore suffisant : il faut encore qu'elle remplisse une autre indication aussi pressante que la première.

Reportons-nous à ce que nous avons dit de la digestion gastrique : nous savons que les peptones pepsiques ne servent pas directement à la nutrition, qu'elles sont comme la préface, le prélude nécessaire de la digestion intestinale : au lieu d'aller à la veine porte rejoindre les autres produits de la digestion, elles sont amenées par le canal thoracique dans la circulation générale qui les porte par le tronc cœliaque à l'estomac d'abord, où elles contribuent à la sécrétion ultérieure du suc gastrique, à la rate où leur rôle quoique certain n'est pas encore bien défini, au foie, au pancréas où elles apportent leur appoint pour la formation de la bile et du suc pancréatique, en un mot elles concourrent et sont indispensables à la vraie digestion, la digestion intestinale. Or si la digestion s'opère sans le concours de l'estomac et surtout sans formation de peptones, les glandes pepsiques, la rate, le foie, le pancréas resteront forcément dans l'inaction : on parviendra bien pendant un certain temps à soutenir le malade, mais on ne peut par ce moyen espérer rendre aux organes digestifs l'intégrité de leurs fonctions. Aussitôt que le malade voudra revenir au régime normal, il retombera dans la situation fâcheuse où il était auparavant, perdant ainsi en un jour le bénéfice d'un traitement long et pénible.

Pour être complète et donner le maximum d'effet, la poudre de viande devra donc, outre ses microzymas propres, contenir un agent capable de suppléer à l'insuffisance du suc gastrique et de donner lieu à la production de peptones. Or cet agent, Monsieur Béchamp nous l'apprend dans son livre des microzymas, c'est le microzyma des cellules des glandes à pepsine : ce microzyma étant, d'après l'auteur cité, l'agent qui sécrète la pepsine, et pouvant à lui seul, dans une liqueur acidulée au titre du suc gastrique, opérer une digestion normale et régulière, il faudra l'isoler de l'estomac d'un animal quelconque et l'ajouter à la poudre. Ces microzymas ingérés avec la poudre dans du bouillon tiède agiront dans l'estomac à la façon de son propre suc gastrique en produisant les peptones nécessaires à l'achèvement de la digestion. Ainsi la nature sera imitée dans la mesure du possible ; quand même le suc gastrique aurait perdu toute activité, les peptones résultant de l'action des microzymas gastriques ajoutés, n'en n'iront pas moins à la rate, au foie, au pancréas porter les matériaux d'une sécrétion normale ; et si la digestion gastrique présente encore quelquechose d'artificiel, l'autre, la vraie, la digestion intestinale s'accomplira comme à l'état sain à l'aide de sucs redevenus normaux. Un autre avantage de cette poudre sera de permettre l'alimentation ordinaire : à la dose de quelques cuillerées à chaque repas elle sera suffisante pour assurer la digestion de la masse entière, et avec le régime, sans s'en douter pour ainsi dire, le malade verra dans un court délai renaître ses fonctions digestifs puis tout rentrera définitivement dans l'ordre. La seule précaution à prendre sera de prescrire à chaque repas quelques gouttes d'acide chlorhydrique.

Dans le traitement de la tuberculose pulmonaire peut-on compter sur les agents pharmaceutiques proprement dits? J'ignore si l'on a jamais guéri un phthisique avec des drogues : pour mon compte personnel, je les crois plus nuisibles qu'utiles, à tel point qu'après les avoir toutes essayées, je les ai toutes successivement abandonnées, car, à moins de ne les employer qu'avec de grands ménagements et d'une façon temporaire, pour combattre non la maladie mais un symptôme isolé, jamais elles ne m'ont rendu service.

Le phosphore, l'arsenic, l'iode sont des agents trop actifs pour pouvoir être prescrits à la légère : c'est certainement d'eux qu'on peut dire, s'ils ne font pas de bien, ils doivent faire du mal ! Et puis, où est l'indication ? Dans quelles circonstances déterminées peuvent-ils être utiles ? Comment agissent-ils ? autant de questions sans réponses. Du reste ces poisons n'ont pas que je sache d'action sur le tubercule et je me demande ce qu'ils pourraient contre la diathèse.

Le phosphate de chaux, tel que nous le connaissons, n'est qu'un produit excrémentitiel, et comme tel il est impropre à la nutrition. Mais passons, et supposons le réellement utile. Comment est-il absorbé ? On admet, ce qui est exact, que dissous par l'acide chlorhydrique du suc gastrique, il se transforme en un mélange de chlorure de calcium et de phosphate acide de la même base, deux sels solubles et qu'il est absorbé sous cette forme, ce qui est hasardé : en effet rien ne s'oppose à l'absorption du chlorure mais le phosphate acide ne peut, lui, être absorbé sans causer d'accidents, car aussitôt dans le sang qui est alcalin, il repasserait à l'état insoluble et se précipiterait. Le phosphate de chaux ne peut être absorbé qu'à l'état soluble mais neutre : or le phosphoglycérate remplit seul ces deux conditions, c'est donc sous cette forme qu'il sera absorbé, si réellement il peut l'être. Voici d'après Bouchard le mécanisme de cette opération : l'acide chlorhydrique du suc gastrique met en liberté une certaine quantité d'acide phosphorique des phosphates alcalins de l'alimentation, dans le duodénum cet acide phosphorique s'unit à la glycérine provenant du dédoublement des graisses neutres par le suc pancréatique et forme de l'acide phosphoglycérique qui à l'aide des sels de chaux solubles fournis par les aliments donne un phosphoglycérate de calcium soluble et neutre. Si cette théorie est exacte, le meilleur moyen de favoriser l'absorption du phosphate de chaux serait de s'abstenir de prescrire ce sel surtout en poudre ; on ménagerait ainsi l'acide chlorhydrique du suc gastrique, lequel servirait alors sans partage à la mise en liberté de l'acide phosphorique et l'on activerait ainsi la formation des phosphoglycérates. Une autre manière moins négative serait de prescrire l'acide chlorhydrique après le repas. Nos aliments contiennent certainement assez de chaux et d'acide phosphorique pour les besoins de l'organisme, la seule indication est donc d'en assurer l'absorption, l'acide chlorhydrique doit être utile en favorisant la formation de l'acide phosphoglycérique. Depuis peu j'ai ajouté à l'acide chlorhydrique le chlorure de sodium et le chlorure de magnésium, deux agents thérapeutiques recommandables contre les atonies gastro-intestinales. Partant de ce fait que la dissolution d'un sel dans l'eau s'accompagne d'un abaissement de température, tandis que la cristallisation de ce même sel de sa solution saturée dégage de la chaleur, j'ai pensé que la force emmagasinée dans la solution n'existait plus dans le sel cristallisé et qu'il y aurait intérêt à essayer l'emploi des chlorures alcalins obtenus en solution par double décomposition et sans qu'ils aient passé par l'état cristallin. J'expérimente en ce moment une solution contenant outre les chlorures de sodium et de magnésium préparés d'après ces principes, de l'acide chlorhydrique au titre du suc gastrique et j'en attends des effets analogues à ceux de l'eau de Chatel-Guyon. Pourquoi en effet les eaux minérales sont-elles si actives comparativement au résidu solide de leur évaporation qui l'est si peu ; ne serait-ce pas parceque, formés par double décomposition dans le sein de la terre, les sels qu'elles contiennent ont conservé l'énergie qu'ils doivent à leur état liquide, énergie qui a disparu dans le résidu solide ?

Le soufre, même en admettant une action parasiticide d'ailleurs certaine contre un bacille dont les méfaits sont encore problématiques, ne me parait pas indiqué dans le traitement de la phthisie pulmonaire. En effet le lobule pulmonaire atteint par la granulation étant perdu pour la respiration, il ne bénéficiera pas des bienfaits de l'hydrogène sulfuré lors de son élimination par le poumon ; celui-ci n'aura donc d'action que sur les lobules encore sains où les échanges gazeux sont encore en activité mais où il n'y a pas de bacilles à détruire. Il faudrait peut-être faire une réserve pour l'hydrogène sulfuré en inhalations et aussi pour la variété de soufre insoluble dans le sulfure de carbone. Cette variété jouirait peut-être de propriétés très-actives dues à son état électrique qui est positif contrairement à celui du soufre ordinaire qui est négatif.

Le fer. Trousseau avait formellement proscrit le fer du traitement des tuberculeux, il craignait l'hémoptysie : de nos jours, on tend à revenir de cet ostracisme et l'on prescrit couramment l'iodure de fer. Les ferrugineux ne sont cependant réellement indiqués et ne donnent des succès que dans la chlorose; or, les tuberculeux ne sont qu'anémiques, ou pour parler plus exactement, anoxhémiques. L'anoxhémie est une manifestation de la diathèse tuberculeuse et s'explique tout naturellement par ce fait que la respiration a perdu de son énergie et de sa profondeur : nous savons que l'absorption d'oxygène n'est pas l'acte primordial et essentiel de la respiration, que cette absorption est consécutive et subordonnée à l'élimination de l'acide carbonique ; de plus ce dernier s'éliminant surtout pendant l'inspiration, et celle-ci étant de bonne heure frappée d'inertie par la diathèse, nous pouvons dire : le tuberculeux, par le fait seul qu'il est tuberculeux, élimine moins d'acide carbonique, consécutivement il absorbe moins d'oxygène. De là chez le tuberculeux deux causes d'altération du sang, accumulation d'acide carbonique, disette d'oxygène. L'anémie des tuberculeux est donc de cause spéciale, c'est une anoxhémie. Comment alors le fer pourrait-il être utile ? Comment pourrait-il augmenter la proportion d'acide carbonique éliminé ? Car en somme c'est là le seul but à atteindre. Le fer des tuberculeux, c'est le sucre, c'est l'huile de foie de morue, aliments qui ne méritent le nom de respiratoires que parce qu'ils font respirer, qu'ils favorisent par conséquent, l'élimination de l'acide carbonique et l'absorption d'oxygène. Qu'on donne largement à ces malades des féculents, des graisses neutres, et l'on aura fait une meilleure action thérapeutique qu'en les gorgeant de fer qui leur fera cracher le sang : le glucose formé dans l'intestin ira au foie faire de la bile, les acides biliaires mis en liberté par les acides gras des graisses dédoublées par le suc pancréatique iront dans l'épithélium des villosités reconstituer la graisse neutre, cette graisse neutre portée dans le sang par le canal thoracique ira dans le poumon où elle se dédoublera, donnera naissance à un saccharide, l'acide carbonique du sang sera mis en liberté, sortira des capillaires et sera remplacé par l'oxygène des vésicules pulmonaires.

Du reste, sait-on bien comment agit le fer ? Introduit dans l'estomac à l'état métallique, le fer décompose l'eau, lui prend son oxygène pour former avec les acides de l'estomac un sel qui s'élimine en presque totalité par l'intestin ; l'hydrogène de l'eau s'unit au soufre des albuminoïdes de l'estomac et forme de l'hydrogène sulfuré lequel est absorbé en totalité. De sorte que, résultat au moins inattendu, du fer ingéré, il n'y a en définitive d'absorbé que le soufre à la production duquel le premier donne lieu.

Conclusion : Le meilleur ferrugineux c'est le soufre.

La créosote. Bouchard et Imbert recommandent expressément de ne donner la créosote que bien dissoute et largement diluée d'eau : remarquons à ce propos que le vrai dissolvant de la créosote c'est l'alcool, c'est donc ce véhicule qu'il faudra choisir et l'étendre largement d'eau : les huiles créosotées sont des trompe-l'œil, car en somme ce n'est pas la créosote qui est soluble dans l'huile, mais bien l'huile dans la créosote, ce qui n'est pas indifférent La créosote est un médicament qui a fait ses preuves et que tout le monde estime à sa valeur. Mais elle a une odeur et une saveur si désagréables que beaucoup de malades la refusent, de plus elle est assez difficile à se procurer pure, enfin, malgré la grande dilution son action caustique s'exerce quelquefois sur l'estomac et produit le vomissement, ce qui est fâcheux. Ne pourrait-on pas lui trouver un succédané moins désagréable et exempt de ces inconvénients ? Et d'abord comment agit-elle ? Elle me paraît avoir surtout une action antiseptique en empêchant dans le tube digestif la production des gaz putrides dus à la décomposition des aliments ou des sucs digestifs altérés ; ces gaz résorbés vont empoisonner tout l'organisme et, en s'éliminant par la peau et les poumons deviennent ainsi une des causes des sueurs et de la toux. Dans cet ordre d'idées, j'expérimente depuis quelque temps l'essence d'anis que son odeur agréable autant que sa parenté avec les phénols désignait d'abord à mon choix : jusqu'ici les résultats me paraissent satisfaisants.

Il me reste à parler de ce qu'on a appelé les accidents les complications de la tuberculose tant générale que pulmonaire, et si je les relègue à la fin de mon travail ce n'est pas que j'en méconnaisse l'importance et la gravité, c'est tout simplement pour me conformer à l'usage qui veut qu'un traitement spécial leur soit appliqué, comme si ces accidents n'étaient pas au même titre que la granulation des manifestations de la diathèse et ne devaient pas céder aux mêmes moyens.

Parmi ces accidents, quelques-uns comme la fièvre, la diarrhée, se présentent toujours, quel que soit l'organe frappé, les autres, comme l'hémoptysie, les sueurs, la toux, sont particuliers à la phthisie pulmonaire.

Les premiers doivent disparaitre avec la diathèse qui leur a donné naissance, les seconds doivent céder devant la disparition de la cause qui a déterminé la localisation sur le poumon. Or, comme cette cause est unique, le défaut de ventilation du poumon, l'indication sera aussi unique, il faudra par tous les moyens possible fortifier le système musculaire et en particulier les muscles inspirateurs.

La Fièvre.

Le tubercule est évidemment la caractéristique de la diathèse tuberculeuse, mais, il n'en n'est pas la seule manifestation : au même titre que lui, avec la même importance, pouvant même lui être antérieure et exister sans lui, il convient de placer la fièvre.

Comment se développe la fièvre tuberculeuse ?

Le signe essentiel de la diathèse tuberculeuse est, comme nous l'avons vu, la prédominance de la désassimilation sur l'assimilation : malgré leur active nutrition, les tissus sans capillaires ne peuvent pas suffire à utiliser tous ces déchecs ; d'un autre côté les différents émonctoires chargés de l'élimination étant eux-mêmes frappés d'inertie par la diathèse, les produits de désassimilation s'accumuleront dans le sang. Si l'on ajoute à cette cause d'empoisonnement du sang la résorption des gaz putrides fournis par la fermentation qui chez ces malades tient lieu de digestion ; si l'on ajoute encore l'accumulation de l'acide carbonique que la brièveté des inspirations retient dans le sang, on aura réunies trois causes de fièvre dont personne ne contestera la puissance. Donc par le fait seul qu'il est sous le coup de la diathèse tuberculeuse le malade aura la fièvre, qu'il ait ou non des tubercules. La cause de la fièvre étant la diathèse, l'effet devra disparaître avec la cause, le traitement général devra donc suffire à la double tâche de guérir la diathèse et d'empêcher par là même la fièvre de se produire.

Il peut cependant se présenter tels cas où le médecin, appelé trop tard, doit chercher d'abord à se débarasser de cette fâcheuse complication qui constitue le principal obstacle au retour de l'appétit. Il faudra alors choisir une série de remèdes qui s'adressent à la fois aux fibres lisses, comme la quinine, l'ergotine, la strychnine, au muscle cardiaque, comme la digitaline, aux centres nerveux eux-mêmes, comme la vératrine, l'aconitine : on donnera donc simultanément de petites doses souvent répétées de ces différents agents : ici, en effet, pas d'hésitation possible, l'indication est formelle il faut s'adresser à la cause et non à l'effet, il faut des agents capables de rétablir l'harmonie dans la pression du sang de façon à favoriser l'assimilation aux dépens de la désassimilation, et non des antiseptiques ou des parasiticides qui n'atteindraient que le malade. Et remarquons que ces différents agents sont précisément les mêmes que ceux reconnus utiles pour combattre la diathèse.

La Diarrhée.

Qu'elle soit le résultat de l'atonie du tube digestif, qu'elle soit produite et entretenue par des granulations, qu'elle soit colliquative enfin, la diarrhée ne réclame pas d'autre traitement que celui de la diathèse ; elle cède du reste assez facilement à l'usage de la viande crue ou de la poudre de viande à hautes doses.

L'Hémoptysie.

La congestion pulmonaire étant la seule cause de l'hémoptysie et cette congestion, dans le cas spécial, dépendant de ce fait que le sommet du poumon se trouve fixé en expiration ; il faudra donc pour combattre ce symptôme s'adresser à la congestion : or, le décongestionnant par excellence du poumon étant, non pas une drogue mais bien un acte physiologique l'inspiration, le meilleur moyen de venir en aide au malade sera de lui recommander de faire de longues et profondes inspirations. Tous les agents capables d'amener ce résultat pourront être employés comme adjuvants, tous, même la douche ou plus simplement la lotion froide, même l'ipéca à doses vomitives, deux moyens que quelques praticiens regardent encore comme barbares parce qu'ils n'en connaissent pas assez le mode d'action. La lotion ou la douche ne donnera tout son effet qu'à la condition que le malade ne se retienne pas et donne à ses inspirations toute l'ampleur à laquelle le sollicitera la réfrigération : quand à l'ipéca, s'il a donné des succès à Trousseau, c'est certainement à cause des grandes inspirations qui précèdent le vomissement. D'une façon générale les astringents végétaux et minéraux, le perchlorure de fer lui-même, ne donnerons que des résultats incertains, seule l'ergotine par son action pour les fibres lisses de vaisseaux pourra être utile. Mais répétons-le, le seul moyen sera de décongestionner le poumon à l'aide de profondes inspirations ; quand on voit chez les trachéotomisés la première inspiration par la canule arrêter instantanément l'hémorrhagie, on ne peut conserver aucun doute sur la haute valeur de ce moyen simple et à la portée de tous.

Les Sueurs.

Les sueurs qui se produisent dans la première partie de la nuit ne sont autre chose que le troisième stade d'un accès de fièvre commencé dans la soirée, elles sont justiciables du sulfate de quinine et disparaissent avec l'accès qui leur a donné naissance. Le médecin doit rechercher avec soin cette complication qui est plus commune qu'on ne le croit, car tous ses efforts resteront forcément stériles si l'accès de fièvre a été méconnu.

Quand aux véritables sueurs des phthisiques, les sueurs nocturnes, les sueurs du sommeil ou plutôt du réveil, qui se produisent, comme le fait excellemment remarquer le Professeur Peter, non pas pendant le sommeil mais bien au moment où le malade s'éveille, il faut pour y porter un remède sûr se bien pénétrer de l'idée qu'elles ne sont dues qu'à la façon vicieuse de respirer du malade. En effet la sortie de l'acide carbonique du sang ayant lieu principalement pendant l'inspiration et cette dernière se trouvant chez les tuberculeux considérablement affaiblie, l'acide carbonique s'accumulera dans le sang en proportions d'autant plus considérables que l'inspiration sera elle-même plus atténuée : de plus les sucs digestifs étant altérés dans leur composition, et devenus incapables d'opérer une digestion régulière et complète, les aliments pour ainsi dire abondonnés à eux-mêmes subissent dans le tube digestif une sorte de fermentation putride dont les produits gazeux vont encore augmenter l'encombrement du sang dû à l'accumulation de l'acide carbonique. Le sommeil vient encore aggraver une situation déjà si déplorable : chez l'homme sain le sommeil réduit déja considérablement les échanges gazeux, chez les tuberculeux il n'est pas loin de les supprimer totalement. Qu'on regarde dormir un phthisique, on verra que la respiration est sur le point d'être suspendue : on a sous les yeux l'image renversée de la respiration pendant la quinte de toux de la coqueluche : une série de petites inspirations exessivement brèves, suivies à de rares intervalles par une expiration profonde tellement prolongée que l'on attend avec anxiété le moment où la respiration reprendra son cours. Donc chez le tuberculeux uniquement parce qu'il dort, les produits gazeux de désassimilation s'accumulent dans le sang d'une façon alarmante : au réveil l'encombrement est à son comble, le péril imminent; l'organisme fait un appel désespéré à tous ses émonctoires, au poumon, à la peau, aux glandes sudoripares dont le produit la sueur entraine toujours un peu de gaz dissous. De là les sueurs du réveil, sueurs qui n'apportent presque aucun soulagement par la raison que tous ces efforts combinés n'aboutissent en somme qu'à un mince résultat ; la quantité de gaz du sang reste quand même au-dessus de la normale car il ne s'élimine guère que l'excès résultant du sommeil et toute élimination de renfort cesse avec la sueur quand la proportion des gaz du sang est revenue au taux où elle était avant le sommeil ; mais ce taux, comme par une sorte de tolérance morbide, étant toujours très élevé, le malade ne ressent pour ainsi dire aucun soulagement et retombe dans l'état de malaise qui lui est habituel.

Si telle est réellement la pathogénie des sueurs des tuberculeux, il y a priori deux moyens de les combattre.

1° Supprimer par une alimentation choisie dont on assurera la digestion rapide et complète, la production des gaz putrides dans le tube digestif.

2° Exciter l'inspiration, la rendre aussi profonde que possible de façon à éliminer au fur et à mesure de leur production les gaz de désassimilation du sang.

En fait les moyens réputés les meilleurs semblent bien ne pas agir autrement : la créosote, l'agaric blanc n'agissent vraisemblablement qu'en désinfectant le tube digestif et en empêchant la production des gaz putrides : pour l'agarie blanc en particulier il ne serait pas impossible que ce corps contint un principe, alcaloïde ou ptomaïne qui agirait sur le centre respiratoire.

L'atropine arrête les sueurs, le fait est certain, mais elle les arrête à la façon de l'opium empêchant la toux. C'est un moyen qui ne doit être accepté que sous réserves, car il s'adresse à l'effet, non à la cause : l'atropine fait bien cesser les sueurs, mais elle ne remédie en rien à l'encombrement gazeux du sang, elle l'augmente au contraire juste de la quantité d'acide carbonique qui aurait été éliminée par la sueur qu'elle supprime.

Les lotions froides, voilà le vrai remède des sueurs, seules elles suppriment l'effet en s'attaquant à la cause. En augmentant le nombre et la profondeur des inspirations elles épurent le sang de son excès d'acide carbonique, et par là elles enlèvent au tuberculeux tout prétexte de suer. Le tuberculeux qui digère encore, qui respire encore passablement ne suera pas parce qu'il n'aura pas dans son sang de surcharge gazeuse. Donc au phthisique qui sue qu'on donne une nourriture choisie, qu'on veille à ce que la digestion s'accomplisse régulièrement et complètement, qu'on active l'inspiration par tous les moyens possible, par des lotions froides par exemple pratiquées matin et soir, et le phthisique ne suera plus.

La Toux.

Le tuberculeux tousse :

1° Parce qu'il en puissance de diathèse tuberculeuse qu'il ait ou non des tubercules.

2° Parce que, faisant des tubercules, il mange.

3° Parce qu'il a un catarrhe bronchique.

4° Parce qu'il a des cavernes.

De ces quatre espèces de toux, les deux dernières ne sont que des toux banales dont la cause est un produit à expulser au-dehors, elles ne méritent aucune mention spéciale. Les deux premières constituent la vraie toux tuberculeuse; spécifiques dans leur nature et dans leur cause, elles doivent être aussi spécifiques quant à leur traitement.

On admet généralement que la granulation irrite par sa

présence la muqueuse respiratoire, et que cette irritation se traduit par le reflexe qui amène la contraction brusque des muscles expirateurs, cause première de la toux. Cette explication qui parait si simple et si naturelle au premier abord ne résiste pas à un examen sérieux. D'abord, la granulation n'étant pas un corps étranger, mais bien l'épithélium lui-même, on comprend difficilement qu'elle puisse devenir une cause d'irritation. En second lieu il est des cas où la toux existe certainement avant qu'il y ait des granulations : que devient alors l'explication? Cherchons donc ailleurs, et, sans vouloir pénétrer dans l'essence même du phénomène, disons tout simplement, la toux est la conséquence directe et inévitable des changements survenus dans le rhythme respiratoire sous l'influence de la diathèse. Par le fait que l'inspiration est insuffisante, l'épithélium lobulaire est gêné dans sa fonction, il souffre, il transmet par conséquent aux centres nerveux des impressions anormales qui se traduisent par la toux. Quand on songe que c'est dans l'épithélium que se terminent les nerfs de sensibilité, que cet épithélium n'est qu'une sorte de vernis protecteur destiné à adoucir les contacts entre les terminaisons nerveuses et les agents extérieurs, qu'il n'est même peut-être en somme qu'un vaste épanouissement de la substance nerveuse elle-même, une sorte de rétine pour les nerfs sensitifs, on comprend sans peine que la moindre souffrance éprouvée par lui se traduise par un changement dans le fonctionnement nerveux. Et, comme c'est précisément l'épithélium lui-même qui va par sa prolifération, devenir le point de départ de la granulation, rien d'étonnant à ce qu'un reflexe annonce le moment où il commence à être impressionné, bien avant l'éclosion de la granulation elle-même. Si cette explication est juste, nous verrons la toux céder devant les moyens capables de rendre l'épithélium à sa fonction. Ainsi la toux s'améliorera sous l'influence des lotions froides parce que celles-ci augmentent la profondeur des inspirations ; mais elle résistera aux narcotiques à moins qu'à doses massives. L'opium ne s'adresse qu'à l'effet et non à la cause, à l'élément nerveux et non à l'épithélium ; l'opium empêche le reflexe, c'est-à-dire la toux, mais il ne remédie en rien à la souffrance de l'épithélium cause du reflexe. « Le malade terrassé par cinq, dix centi-« grammes d'extrait d'opium ne toussera pas la nuit, c'est « évident. Mais il se réveille le lendemain narcotisé encore, et « il a perdu l'appétit, et il est plongé dans l'état nauséeux, et ses « sueurs sont augmentées. Vous avez commis une mauvaise « action thérapeutique. » PETER. — *Clinique médicale.*

La toux cédera aussi à l'usage de la créosote parce que celle-ci s'oppose dans le tube digestif à la formation de gaz putrides qui en s'éliminant par le poumon produisent la toux au même titre mais en sens inverse que l'inhalation de gaz irritants, mais elle résistera à tous les sirops pectoraux présents et à venir.

Le tuberculeux tousse encore parce qu'il vient de manger, de plus il vomit en toussant. Pourquoi vomit-il ? Il est une autre maladie qui s'accompagne aussi de vomissements alimentaires avec toux, c'est la coqueluche : or, dans les deux cas le mécanisme du vomissement présente de grandes analogies. Analysons le phénomène vomissement et voyons comment et dans quelles circonstances il peut se produire.

« Dans les phénomènes réguliers de l'inspiration, lorsque le « diaphragme s'abaisse du côté de l'admonen, les muscles des « parois abdominales cèdent sous la pression des organes « refoulés en bas et en avant. Ils ne se contractent que dans le « temps de l'expiration et en même temps que le diaphragme « reprend sa voussure. Mais lorsque sous l'influence d'une « cause perturbatrice dont le système nerveux est le point de « départ, la contraction du diaphragme et celle des muscles de « l'abdomen sont simultanées, les organes contenus dans « l'abdomen se trouvent subitement comprimés en deux sens « opposés, l'estomac rempli d'aliments a dès lors de la tendance « à expulser son contenu par ses orifices. Le pylore reste « fermé et ne leur permet pas de s'engager de ce côté ; l'orifice

« cardiaque s'ouvre au contraire à ce moment et les matières « alimentaires s'échappent par son ouverture. » BÉCLARD. — *Physiologie*.

La condition essentielle pour que le vomissement se produise c'est donc une longue inspiration laissant le diaphragme en contraction au moment où se produit l'expiration. Ces conditions se trouvent réalisées dans la toux de la coqueluche avec sa longue inspiration sifflante précédée et suivie de petites expirations précipitées; aussi le vomissement est-il presque inévitable lorsque la quinte se produit au moment du repas. Chez les tuberculeux les circonstances ne sont pas les mêmes mais le résultat est identique : le tuberculeux mange, bientôt après, sans nausées, sans douleurs, il est pris d'un irrésistible besoin de tousser et en même temps qu'il tousse, il rejette ses aliments. Que se passe-t-il donc ? Est-ce un reflexe qui, parti du pneumogastrique stomacal amène la contraction brusque des muscles expirateurs en passant par le pneumogastrique pulmonaire? C'est peu probable par la raison que le vomissement n'est précédé d'aucun symptôme partant de l'estomac lui-même ; il est subit, analogue à celui que l'on produirait en pressant brusquement l'estomac entre les mains. Voici vraisemblablement comment les choses se passent : quand le tuberculeux mange, son estomac se dilatant exerce une certaine pression sur le diaphragme, cette pression sert d'excitant pour ce muscle qui, comme tous les muscles inspirateurs a subi de par la diathèse une atteinte profonde dans sa contractilité et qui entre subitement en contraction ; cette contraction amène une grande inspiration à laquelle le poumon n'est pas préparé et devient ainsi le signal de cette toux subite et irrésistible, mais cette toux ellemême a besoin pour se produire de l'intervention active des expirateurs lesquels se contractent violemment avant que le diaphragme ait repris sa voussure : l'estomac subitement comprimé en haut par le diaphragme, en avant par les parois abdominales, expulse son contenu par un vomissement dont la toux n'est que le premier stade.

Les vomissements des tuberculeux ne reconnaissent donc pas d'autre cause que la déchéance des muscles inspirateurs, premier méfait de la diathèse. Donc il suffit pour empêcher le phthisique de vomir de le faire respirer et digérer.

RÉSUMÉ

1. Aussi banales qu'innombrables, considérées en elles-mêmes, les causes de la tuberculose ne peuvent être efficaces qu'à la condition de produire d'abord l'état appelé diathèse tuberculeuse.

2. La diathèse tuberculeuse, inconnue dans son essence, ne se révèle à nous que par ses effets sur l'organisme.

3. Ces effets ne sont autres qu'une perversion de la nutrition consistant essentiellement dans la prédominance de la désassimilation sur l'assimilation.

4. Cette perversion de la nutrition qui paraît elle-même être due à un changement survenu dans l'harmonie de la pression du sang dans les vaisseaux sanguins se manifeste par deux ordres de signes, les signes visibles et les signes invisibles.

5. Les signes visibles sont les changements survenus dans les différents tissus, changements qui diffèrent suivant que ces tissus, possédant ou non des capillaires, sont ou ne sont pas nourris directement par le sang. Les premiers, sous l'influence d'une pression insuffisante ne reçoivent qu'à grand peine les matériaux que le sang devrait leur fournir pour leur nutrition : atteints dans leur nutrilité, ils le sont forcément dans leurs propriétés nobles, la contractilité, la névrilité, de là la déchéance musculaire et nerveuse, de là aussi la faiblesse de tous les organes et l'inertie de toutes les fonctions. Les seconds au contraire, nourris par imbibition, à l'aide des déchets, des produits de désassimilation des éléments anatomiques auxquels ils confinent, profitent de cet excès de matériaux que leur apporte la désassimilation excessive que l'abaissement dans la pression favorise chez les premiers et présentent bientôt tous les signes

d'une luxuriante végétation. L'éclat et la fraicheur du teint, la blancheur et la beauté des dents, le développement quelquefois excessif des sourcils, et des cils et du système pileux en général, la déformation en massue des dernières phalanges des doigts, contrastent d'une façon choquante avec la gracilité de la taille, la faiblesse et le peu de développement des muscles, la déchéance du système nerveux se manifestant soit par des changements dans le caractère qui devient mobile et irritable, soit par des névralgies viscérales ou périphériques, voilà les signes visibles de la diathèse tuberculeuse.

6. Les signes invisibles sont constitués par le tubercule lui-même. Dans les parenchymes les conditions de desquammation et de renouvellement étant moins favorables qu'à la surface, une ou plusieurs cellules épithéliales contiguës, ressentant plus que leurs voisines les effets de la nutrition intense à laquelle elles sont soumises repassent à l'état embryonnaire : dans la nouvelle situation qui leur est faite par la diathèse, ces cellules se retrouvent pour ainsi dire placées dans les conditions où elles étaient dans l'ovule lors de la formation du blastoderme ; elles recommencent le même travail qu'alors, elles se mettent à se segmenter à proliférer activement ; bientôt apparait une petite tache blanche constituée uniquement par des cellules épithéliales (j'allais dire blastodermiques, fortement tassées les unes contre les autres ; c'est là le follicule tuberculeux des auteurs. Il arrive ordinairement que dans ce follicule les cellules du centre plus fortement tassées encore que les autres se soudent entre elles, leur parois se résorbe et il ne reste plus que les noyaux qui continuent à se segmenter, si bien qu'à un moment donné on a sous les yeux l'image d'une grande cellule avec des noyaux nombreux, c'est la cellule géante. Comme l'épithélium ne contient pas de vaisseaux, on voit que la cellule géante ne peut pas être due à la coupe d'un capillaire, coupe donnant l'image d'une cellule dont le protoplasma serait figuré par la fibrine devenue granuleuse, et les noyaux par les leucocytes du vaisseau divisé.

7. Les microzymas mis en liberté par la destruction des éléments constituant la cellule géante, s'infiltrent dans le folli-

cule, grâce à leur mouvement brownien, et, arrivés à la limite de la membrane épithéliale, ils envahissent les cellules conjonctives de l'organe : alors, par une sorte d'infection qui n'est pas loin d'être admise par Rindsfleich pour expliquer la régénération des épithéliums, ils communiquent à ces cellules les propriétés et la manière d'être des épithéliums dont ils proviennent. Sous leur influence les éléments contigus au follicule se mettent aussi à proliférer, lui formant ainsi une ceinture plus ou moins large de cellules qui ne sont plus épithéliales mais qui se comporteront dorénavant comme telles et auront les mêmes destinées.

8. Alors se trouve constituée la granulation grise petite tumeur plus ou moins sphérique, de consistance ferme de couleur grise nacrée : cette couleur grise caractéristique persiste tant que les cellules constituant la granulation continuent à vivre.

9. Mais bientôt, épuisés par l'active campagne de prolifération qu'elles viennent de fournir, gênés d'ailleurs dans leur nutrition par la compression qu'ils exercent l'un sur l'autre, les éléments cellulaires du follicule ne tardent pas à mourir, et ils meurent non pas parce que, pauvres et misérables dès le début, ils portent en eux le germe d'une fin prochaine, mais plus simplement parceque, ayant vécu plus vite ils sont plus vite arrivés au terme de leur carrière. Un petit point jaunâtre se montre alors au centre du follicule et le changement de couleur s'étend successivement à la granulation entière qui a perdu alors la consistance ferme et la couleur grise pour prendre la consistance et la couleur du fromage : c'est là l'état caséeux dû exclusivement à ce qu'à ce moment toutes les cellules sont mortes : la granulation grise devient alors le tubercule cru.

10. Le tubercule cru ne présente plus traces d'organisation, les cellules ont disparu, on ne trouve plus que leurs débris (corpuscules tuberculeux de Lebert) et quelques rares noyaux atrophiés : en revanche le champ du microscope est couvert de granulations moléculaires, les microzymas de Béchamp, mis en liberté par la destruction des cellules. Ces microzymas constituent la poussière tuberculeuse des anciens et la tuberculose

zoogleique des modernes, ils ont même été vus par Béchamp évolués en bactéries. Ce sont ces mêmes microzymas qui, s'infiltrant autour de la granulation, vont par leur action sur les cellules ambiantes constituer la zône embryonnaire de Grancher grâce à laquelle la granulation empiète fatalement sur les tissus voisins et forme le terrain d'envahissement continu de la caverne.

11. Le tubercule n'est pas une néoplasie inflammatoire, c'est plus simplement un retour à l'état embryonnaire de certaines cellules dont la nutrition se trouve momentanément exagérée.

12. Le tubercule ne s'organise que rarement, il subit alors la transformation fibreuse et devient inoffensif parcequ'alors il n'est plus composé que d'éléments pleins de vie. Il peut aussi s'incruster de sels calcaires et passer à l'état crétacé. Mais sa terminaison la plus ordinaire, fatale pour ainsi dire, c'est le ramollissement avec expulsion au-dehors de ses débris, comme dans le poumon par exemple ; et cette expulsion terminée, il reste nécessairement à la place qu'occupait la granulation une perte de substance, un trou, une caverne, en un mot par la raison que le tubercule n'est pas formé d'autre chose que des cellules mêmes de l'organe atteint. Dans le poumon en particulier, le ramollissement commençant toujours par le centre du tubercule et ce centre étant précisément formé par l'élément épithélial d'un canalicule respirateur ou d'une alvéole pulmonaire, les produits de ramollissement tomberont nécessairement dans une bronche qui les conduira au-dehors par expectoration.

13. Lorsque la déchéance musculaire, suite immédiate de la diathèse, s'attaque plus particulièrement aux muscles inspirateurs, la tuberculose, tout en restant générale, se localise plus spécialement dans le poumon : on a alors la tuberculose pulmonaire. L'effort inspiratoire étant devenu d'autant plus insuffisant que les puissances musculaires sont plus profondément atteintes, les parties mobiles du poumon se dilatent seules tandis que les sommets, comme fixés dans la cage thoracique restent à peu près immobiles : l'épithélium lobulaire de cette partie du poumon ne recevant plus d'air, ne trouve plus à exercer sa fonction, il rede-

vient cellule entièrement végétative c'est-à-dire ne vivant plus que pour se nourrir : sollicité par une active nutrition due à la diathèse, il se met à proliférer, n'ayant plus que cela à faire : bientôt il forme un follicule tuberculeux et finalement, envahissant la paroi même des alvéoles et des canalicules, une granulation grise qui deviendra tubercule cru quand les éléments cellulaires qui la composent auront cessé de vivre.

14. L'épithélium seul étant le point de départ de la granulation, celle-ci pourra siéger dans n'importe quel point du lobule pulmonaire. On la trouve cependant de préférence dans l'alvéole même (Hérard et Cornil), ou bien au point même où la bronchiole terminale s'abouche avec les conduits alvéolaires (Rindsfleisch), c'est-à-dire au seuil même du poumon organe d'hématose. La fréquence de ce siège autour des bronchioles a fait dire que la granulation est surtout un nodule péribronchique : par cette expression il faut se garder d'entendre que le tubercule est quelque chose de greffé à la bronche, il est la bronche elle-même puisque les éléments qui le composent sont les éléments mêmes de sa paroi.

15. Le tubercule ne signale sa présence dans le poumon par aucun signe certain : même à la période de ramollissement, les bruits perçus à l'auscultation n'indiquent pas autre chose que l'existence d'une excavation, et si les signes particuliers à la diathèse tuberculeuse ne viennent pas éclaircir le diagnostic, rien n'indique que cette excavation soit due à la fonte de masses tuberculeuses plutôt qu'à toute autre cause.

16. Ce qu'on appelle les signes de la tuberculose pulmonaire commençante sont les signes de la seule diathèse tuberculeuse ; les granulations peuvent exister à ce moment, mais, présentes ou absentes, elles ne modifient, elles ne confirment rien. Le fait est tellement exact que, connaissant seulement les effets de la diathèse sur le poumon, on peut en déduire a priori tous les signes du début de la tuberculose avec leur importance et leur chronologie.

17. Deux faits dominent toute la scène morbide : à eux seuls

ils suffisent pour tout expliquer, ce sont la déchéance musculaire et la congestion. En effet, si l'effort inspirateur est amoindri, l'élasticité pulmonaire lui faisant obstacle, le poumon ne se dilatera plus que d'une façon imparfaite et seulement dans ses parties les plus mobiles : les points fixent comme les sommets ne se dilateront pas ou très peu, l'air n'entrera plus dans ces points : donc au sommet le bruit respiratoire normal diminuera d'intensité et pourra même devenir nul si l'immobilité est complète. De plus, les sommets ne se dilatant plus, l'extrémité externe de la clavicule ne sera plus portée en haut de chaque inspiration : cet os perdra donc sa direction oblique de bas en haut et de dedans en dehors et tendra à devenir plus ou moins horizontal. Les deux signes les plus précoces de la tuberculose pulmonaire commençante seront donc l'affaiblissement du bruit respiratoire normal et la position profonde de la clavicule.

18. Les sommets des poumons ne se dilatant plus, les deux feuillets de la plèvre, ne glissant plus l'un sur l'autre, se souderont, s'épaissiront et formeront aux sommets une coque plus ou moins dense qui amortira le son à la percussion ; troisième signe : matité au sommet.

19. Les sommets ne se dilatant plus seront par le fait fixés en expiration et, comme cette dernière met obstacle au cours du sang vaineux, les sommets seront par la même en congestion permanente : les conditions favorables à une hémorrhagie seront donc réunies et il pourra se produire une hémoptysie. Quatrième signe : hémoptysie.

20. Bientôt, sans que l'inspiration devienne plus énergique, l'élasticité pulmonaire cède comme un ressort émoussé, mais elle ne cède que successivement comme pied à pied, il en résulte une inspiration en plusieurs temps qui a reçu le nom de respiration saccadée. L'expiration présente aussi le même phénomène, mais comme ici, aucune puissance musculaire n'étant en jeu, le mouvement est complètement passif, les saccades ne sont pas perçues, l'expiration dure seulement un peu plus longtemps qu'à l'état normal. C'est l'expiration prolongée. Cinquième signe :

respiration en plusieurs temps comprenant l'inspiration saccadée et l'expiration prolongée.

21. Enfin la congestion permanente finit pas amener dans les bronches un exsudat d'abord peu abondant et visqueux, craquements secs, puis de plus en plus notable et fluide, craquements humides. Les granulations existent ordinairement lorsqu'on perçoit la respiration en plusieurs temps et les craquements, mais elles peuvent ne pas exister, elles ne sont donc pour rien dans leur production.

22. Voilà tous les signes du début de la tuberculose pulmonaire, tous, sans exception, déduits des deux simples notions de déchéance musculaire et de congestion : on voit que les granulations ne sont pas nécessaires pour les expliquer. On peut donc dire : les signes du début annoncent la diathèse tuberculeuse et n'annoncent qu'elle : les granulations peuvent exister à ce moment, mais, seraient-elles absentes, que les signes n'en n'existeraient pas moins avec la même netteté. Il est bon d'ajouter que le danger n'en n'est pas atténué. Car si à ce moment les granulations n'existent pas encore, elles sont imminentes.

23. Le tubercule est au-dessus des ressources de l'art, son élimination est fatale : tous les efforts doivent être dirigés contre la diathèse dont il faut à tout prix se rendre maître. La diathèse guérie, il restera toujours le tubercule, c'est vrai, mais celui-ci ne sera plus qu'une épine dans un tissus sain : une inflammation éliminatrice spontanée se développera autour de lui et la plaie résultant de son élimination se cicatrisera comme toute plaie de bon aloi sous les seuls efforts de la nature.

24. Nous ne connaissons pas la diathèse tuberculeuse dans son essence, mais nous savons qu'elle favorise la désassimilation aux dépens de l'assimilation, nous savons de plus que les produits de cette désassimilation s'accumulent dans le sang et en altèrent la composition et le fonctionnement. Ces deux indications suffisent pour instituer un traitement rationel et méthodique. Il faudra d'une part à l'aide d'une nourriture choisie et abondante fournir au sang de bons matéraux de réfection,

d'autre part permettre l'utilisation de ces matériaux en cherchant à relever la pression dans les capillaires sanguins, condition essentielle d'une bonne assimilation.

25. La première indication sera remplie par l'usage de l'huile de foie de morue et de la viande employées à hautes doses, soit pures, soit mieux modifiées de la façon que je propose.

26. Pour remplir la seconde indication on emploiera simultanément de petites doses de strychnine, quinine, ergotine, digitaline, aconitine, vératrine, s'adressant ainsi au même temps, aux fibres lisses des vaisseaux, au cœur, aux centres nerveux. On y ajoutera avec avantage l'emploi des agents climatériques comme le séjour à la campagne dans un air pur et incessamment renouvelé, et des agents physiques comme la gymnastique, l'hydrothérapie, l'aérothérapie, l'électricité et par dessus tout la métallo-thérapie.

27. Une troisième indication qu'il ne faut jamais négliger de remplir par tous les moyens appropriés, c'est de parer aux effets directs de la diathèse sur l'appareil pulmonaire en favorisant et excitant l'inspiration.

De cette façon on sera autorisé à dire : La phthisie pulmonaire est curable à toutes ses périodes.

Je dois en terminant faire une déclaration : Si j'ai pour ainsi dire affecté dans le cours de ce travail de ne pas parler du bacille tuberculeux ce n'est pas que je dédaigne cette donnée ni que je n'estime pas à leur valeur les savants qui la défendent. J'ai voulu prouver qu'on pouvait s'en passer : du reste on ne connait encore du bacille que son existence et le problème me parait hérissé de tant d'inconnues qu'une théorie qui le prendrait pour base serait forcément caduque car elle serait prématurée.

www.ingramcontent.com/pod-product-compliance
Lightning Source LLC
LaVergne TN
LVHW020039170826
845678LV00001B/337

* 9 7 8 2 3 2 9 6 9 4 3 6 8 *